全国卫生职业院校学习笔记系列丛书

医学伦理学学习笔记

主　编　朱庆欣
副主编　包　刚
编　者　（按姓氏汉语拼音排序）
　　　　包　刚　郭俊巧　赵丽丽
　　　　钟旻昱　朱庆欣

科学出版社
北京

· 版权所有，侵权必究 ·

举报电话：010-64030229；010-64034315；13501151303（打假办）

内 容 简 介

本书是以《医护伦理学基础》为蓝本编写的辅导教材，根据高职高专护理、助产、药学等专业人才培养目标的要求，结合护士执业资格考试及助理医师执业资格考试大纲，对内容进行了适当的增减。全书共有十章，包括医学伦理学的规范体系、医学道德评价与教育、医学人际关系伦理、护理伦理、医学科研伦理等。结合历年护士执业资格考试及助理医师执业资格考试的考点，每章后面都增加了相关练习题，题型包括名词解释、填空题、选择题、简答题及案例分析题。

图书在版编目（CIP）数据

医学伦理学学习笔记 / 朱庆欣主编. —北京：科学出版社，2016.3
（全国卫生职业院校学习笔记系列丛书）
ISBN 978-7-03-047947-1

Ⅰ. 医… Ⅱ. 朱… Ⅲ. 医学伦理学 – 高等职业教育 – 教学参考资料
Ⅳ. R-05

中国版本图书馆CIP数据核字（2016）第060608号

责任编辑：丁彦斌　张立丽 / 责任校对：郑金红
责任印制：赵 博 / 封面设计：金舵手世纪

版权所有，违者必究。未经本社许可，数字图书馆不得使用

科学出版社 出版
北京东黄城根北街16号
邮政编码：100717
http://www.sciencep.com

安泰印刷厂 印刷
科学出版社发行 各地新华书店经销

*

2016年3月第 一 版　开本：787×1092　1/16
2016年3月第一次印刷　印张：8 3/4
字数：207 000

定价：25.00元
（如有印装质量问题，我社负责调换）

前　　言

随着社会经济的快速发展和医学模式的转变，广大人民群众对医学质量和水平提出了更高的要求，伴随着医疗纠纷、医闹事件的频繁发生，加强医务工作者的职业道德教育成为当今医学教育的重要内容之一。为配合各高等医学教育院校人文课程教学的需要，科学出版社组织编写了本书。

医学伦理学是以伦理学的基本原理为指导，研究医学职业道德的一门科学；是为培养医护工作者的伦理基本理论知识和应用能力而设置的一门专业基础课，也是医护工作者的必修课。本书结合临床实际及相关考试（护士资格考试及执业助理医师考试）大纲，提炼学习精髓，突出考试重点，使学生系统地掌握医学伦理学的基本知识、巩固所学内容、利于考前复习、应对相关考试。

全书共分十章，内容包括绪论，医学伦理思想的发展概况，医学伦理学的规范体系，医学道德评价、教育与修养，医学人际关系伦理，临床与预防医学伦理，护理伦理，生命伦理，医技伦理，医学科研伦理。本书除了能帮助学生快速掌握医学伦理学知识，有效应对医学伦理学考试以外，更重要地是使学生掌握医学道德的基本要求，自觉运用医学伦理道德规范来调整和约束自己的行为，更好地适应时代的发展和要求。

在编写过程中，编者参考了大量的相关著作及国内外书刊资料，并得到了科学出版社及各兄弟学校的大力支持和帮助，在此一并表示衷心的感谢。

本书虽经多次修改和审校，但由于编写时间仓促、编写经验及水平有限，书中不足之处在所难免，恳请各位读者和同仁予以指正！以便今后修订时予以完善。

编　者
2016年2月

目　录

第一章　绪论 ……………………………………………………………（1）
　第一节　道德及医护道德 ………………………………………………（1）
　第二节　伦理学及医护伦理学 …………………………………………（4）
　第三节　学习医护伦理学的意义和方法 ………………………………（6）

第二章　医学伦理思想的发展概况 ……………………………………（10）
　第一节　中国医学伦理的发展概况 ……………………………………（10）
　第二节　国外医学伦理思想简介 ………………………………………（12）
　第三节　医护伦理学的理论基础 ………………………………………（14）

第三章　医学伦理学的规范体系 ………………………………………（19）
　第一节　医学道德基本原则 ……………………………………………（19）
　第二节　我国医学道德基本规范 ………………………………………（22）
　第三节　医学道德基本范畴 ……………………………………………（22）

第四章　医学道德评价、教育与修养 …………………………………（31）
　第一节　医德评价 ………………………………………………………（31）
　第二节　医德教育 ………………………………………………………（34）
　第三节　医德修养 ………………………………………………………（37）

第五章　医学人际关系伦理 ……………………………………………（42）
　第一节　医患关系伦理 …………………………………………………（42）
　第二节　其他医学人际关系伦理 ………………………………………（45）
　第三节　预防和处理医患纠纷中的伦理 ………………………………（47）

第六章　临床与预防医学伦理 …………………………………………（53）
　第一节　临床辅助诊疗伦理 ……………………………………………（53）
　第二节　预防医学伦理 …………………………………………………（57）
　第三节　农村卫生工作的伦理 …………………………………………（60）

第七章　护理伦理 ………………………………………………………（64）
　第一节　护理工作道德要求 ……………………………………………（64）
　第二节　基础护理与系统整体护理伦理 ………………………………（66）

第三节　临床护理伦理 …………………………………………（68）
　　第四节　社区及家庭护理伦理 …………………………………（74）

第八章　生命伦理 ………………………………………………………（81）
　　第一节　生命伦理学简介 ………………………………………（81）
　　第二节　生育生殖技术伦理 ……………………………………（82）
　　第三节　死亡伦理 ………………………………………………（85）

第九章　医技伦理 ………………………………………………………（94）
　　第一节　医技工作概述 …………………………………………（94）
　　第二节　影像伦理 ………………………………………………（96）
　　第三节　药剂伦理 ………………………………………………（97）
　　第四节　检验伦理 ………………………………………………（97）

第十章　医学科研伦理 ………………………………………………（103）
　　第一节　医学科研伦理概述 ……………………………………（103）
　　第二节　人体实验的伦理问题 …………………………………（104）
　　第三节　器官移植的伦理问题 …………………………………（105）
　　第四节　基因诊断和基因治疗的伦理问题 ……………………（107）
　　第五节　人类胚胎干细胞的研究和运用的伦理问题 …………（109）

参考答案 ……………………………………………………………（115）

参考文献 ……………………………………………………………（133）

第一章

绪 论

【学习内容提炼，涵盖重点考点】

第一节 道德及医护道德

一、道 德

(一) 道德的起源及本质

道德是人们在社会生活实践中形成并由经济基础决定，以善恶作为评价标准，依靠社会舆论、内心信念和传统习俗来调节人与人、人与社会、人与自然之间关系的原则规范、心理意识和行为活动的总和。道德是由道德意识、道德活动和道德规范三个部分构成的有机整体。

1. 道德的起源　有关道德的起源有几种理论，马克思主义认为，道德是人们社会生活实践的产物。首先，社会生活实践把人与人联系起来而形成社会关系，这是道德产生的客观条件；其次，在生活实践中，人的思维和语言形成及个性、自我意识的产生，这是道德产生的主观条件；特别是在生产力发展基础上，劳动分工导致社会生活实践扩大和复杂化，这是道德从萌芽到形成的重要条件。

随着社会生产力的发展、经济结构的变化，道德也出现了五种历史类型，即原始社会的道德、奴隶社会的道德、封建社会的道德、资本主义社会的道德和社会主义社会的道德。

2. 道德的本质　道德是由经济基础决定的，是社会经济关系的反映；

社会经济关系的性质决定着各种道德体系的性质；社会经济关系所表现出来的利益决定着各种道德的基本原则和主要规范。在阶级社会中，社会经济关系主要表现为阶级关系，因此，各种道德体系也必然带有阶级属性；社会经济关系的变化必然引起道德的变化，这是道德的一般本质。

道德的特殊本质是它具有特殊规范性和极强的实践性。道德是以指导实践为目的、以形成人们正确行为方式为内容的精神，因而它是一种实践精神。

（二）道德的功能

1. 调节功能　通过指导和纠正人们的行为和实际活动，起到协调人与人之间、个人与社会整体之间及人与自然之间的关系，它是道德最主要的社会功能。

2. 教育功能　通过营造社会舆论、形成社会风尚、树立道德榜样达到塑造理想人格的作用；道德还可以感化和培养人们的道德观念、道德行为和道德品质，最终达到提高道德境界的目的。

3. 认识功能　道德教导人们正确认识自己对家庭、对他人、对社会、对国家应该负有的责任和应尽的义务，教导人们正确认识社会道德生活的规律和原则。

4. 激励功能　通过评价（主要是自我评价）激发人的道德情感和道德意志，道德能够让人避免恶行，坚持不懈地追求善德行为。

5. 导向功能　可以引导人们建立科学的价值观、更新健康的生活方式、选择正确的行为等。

6. 辩护功能　道德往往代表着社会的正面价值取向，起到判断行为正当与否的作用。

（三）道德的社会作用

它对社会经济基础的形成、巩固和发展有着非常重要的作用；也是影响社会生产力发展的重要精神力量之一；同时影响着政治、法律、宗教、文学艺术等社会意识形态的存在与发展；对维系社会稳定、提升人的修养、推动人的全面发展的内在动力等有着重要的作用，是建设社会主义和谐社会的重要保障。

二、职业道德

(一) 含义

职业道德是指从事一定职业的人们在其特定职业活动中形成的,指导自己行为的道德规范的总和,又称行业道德。

随着社会的发展,具有一定的职业道德素质,同具备一定的职业技能一样,是职业活动本身具有的内在要求,是就业者参与社会、创造业绩、实现价值的必不可少的条件。

(二) 特征

1. 范围上的专业性(或职业性) 它只对该职业从业人员的职业行为发挥作用。
2. 内容上的稳定性 任何职业道德一经形成,便较一般社会道德具有更强的稳定性和连续性。
3. 形式上的多样性 包括规章制度、守则、公约、须知、誓词、承诺、条例等多种形式,从文字到内容都十分具体、简洁、明确,易于从业人员理解、接受、执行和养成习惯。

三、医护道德

(一) 内涵

医护道德是医学道德和护理工作道德的统称,是医护人员在医护实践活动中应具备的职业道德,它是社会一般道德在医学领域中的具体表达,是医护人员在医疗卫生服务中应具备的品德。

(二) 特点

1. 实践性与稳定性 医护道德产生于医疗卫生实践,它的发展与医护职业活动密切相关,离开医护实践则无医护道德。长期的医疗卫生实践,在稳定的职业心理和职业习惯的基础上形成的医护道德,具有鲜明的实践性和极强的稳定性。

2. 继承性和连续性 古代医学家治病救人、维护人生命的崇高医德，以及后人不断积累补充的医德准则，成为适用于一切社会的人类珍贵的文化遗产。

3. 全人类性 不同国家、不同时代、不同阶级的医学道德体系中，具有某些共同的因素。①世界各个国家有着共同的基本的道德原则，即救死扶伤，实行人道主义；②防病治病是当代医学工作者的神圣职责，不因救治对象的政治倾向、经济、国籍、民族、宗教信仰、肤色、美丑等不同而区别对待；③医德与医术具有内在统一性，医学道德的一些原则，往往是同医学科学及医疗事件密切相关的，易为社会全体成员所接受。

（三）作用

1. 维护作用 医护人员只有具有高尚的医德、精湛的医术、高度的责任心，同时还要爱岗敬业、关爱患者，才能真正起到维护人类健康的作用。

2. 协调作用 医护人员在医疗服务的过程中，通过医护道德原则和规范，调解医护人员之间、医患之间及社会之间的关系。

3. 约束作用 医护人员如具备了高尚的医护道德修养，在行医过程中就会自觉地进行自我约束。

4. 促进作用 良好的医护道德可促进医护质量的提高、医院管理的改善和医学科学的发展。

第二节　伦理学及医护伦理学

一、伦　　理

（一）含义

伦理是指调整人与人之间相互关系的道理和准则。在现代汉语中，"伦理"具有两层意思：①处理人与人之间关系的道德准则，是人类社会特有的行为规范；②道德理论。

（二）道德与伦理的关系

道德多用于人，更含主观、主体、个人、个体之意；伦理更具客观、客体、社会、团体之意。道德侧重是指人们之间实际的道德行为和道德关系；伦理则较多地指关于这种行为和关系的道德，是道德关系的理论概括和表现。

二、伦理学

（一）含义及研究对象

伦理学是研究道德起源、本质、作用及其发展规律的学科，即是人类道德观念的系统化与理论化。它将道德与其他人类活动区别对待，对道德现象加以界定，将道德作为唯一的研究对象，从一定的哲学和历史观来理解道德，并揭示它的本质和规律。

伦理学是研究道德的学问，而道德分为道德现象和道德关系。

（二）基本问题

道德和利益的关系问题是伦理学的基本问题。原因如下：
1. 道德是从利益关系中引申出来的。
2. 社会整体利益决定道德原则的适用。
3. 对待利益的态度是检验道德水准的试金石。

（三）伦理学的分类

1. 描述伦理学　是指利用描述和归纳的方法，进行经验研究或事实研究社会道德的理论或研究方法。
2. 分析伦理学　是把现有的社会状况和行为规范放在一边，只从语言学和逻辑学的角度去判断道德，它承认道德判断和具体的道德命令具有真理性。
3. 规范伦理学　是一种应用型伦理学，具有强烈的实践性，它是伦理学体系中的主体和核心。常使用"善"和"恶""好"和"坏"及"正当"和"不正当"等术语作为评价标准，对事物进行判断、批评、表扬等。规范伦理学将人们的价值观和道德理想用道德原则和规范体现出来，推动了社会的发展。

三、医护伦理学

（一）含义

医护伦理学是研究医护道德的科学，是医学伦理学和护理伦理学的统称。

（二）研究对象

医护伦理学是以医学、护理领域中的道德现象和道德关系作为自己的研究对象的理论学科。具体来说，医护道德现象包括医护道德意识现象、医护道德活动现象和医护道德规范现象；医护道德关系包括：医患关系——医护人员与患者（包括患者的家属）之间的关系，医际关系——医护人员之间的关系，医社关系——医护人员与社会之间的关系和医护人员与医学科学发展之间的关系。

（三）研究内容

当代医护伦理学研究的内容大致包括四个方面：医护道德的基本理论；医护道德的规范体系；医护道德基本实践；医护道德的难题。

第三节 学习医护伦理学的意义和方法

一、医学模式转变与医护道德

（一）医学模式的转变

医学模式的转变先后经历了神灵主义的医学模式、自然哲学的医学模式、生物医学模式三个时代，发展到现代的生物-心理-社会医学模式时代。

现代医学生物-心理-社会模式的核心是：人体是由生物、心理、社会三因素共同构成的统一整体，生物因素、心理因素、社会因素共同制约着人的健康和疾病，有时其中某个因素起主导作用，但三者总是相互影响的。

（二）医学模式的转变对医护道德的影响

现代模式对医护人员和医学生的整体素质提出了更高的要求。要求医护人员必须具备美好的心灵、高尚的医德，并用以指导和约束自身的行为，协调医护人员同患者的关系；既要学习医学知识，又要学习心理学和社会学等相关人文知识。

二、市场经济、民主化趋势和高科技的应用与医护道德

(一) 社会主义市场经济对医护道德的影响

社会主义市场经济的发展,调动了医护人员的积极性和创造性,强化了服务意识、服务质量及效益观念;同时容易导致医院片面追求经济效益而忽视社会效益,只重视技术、设备而忽视医德教育和修养;更有少数医护人员唯利是图,导致医患关系紧张,医患冲突不断。因此,只有加强道德建设,才能实现社会主义医疗卫生事业的根本宗旨。

(二) 医患关系民主化对医护道德的影响

随着患者的基本医疗权、知情同意权、隐私权等权利的强化,患者的要求也明显地呈现多元化、多层次的趋势,这就要求医护人员恪守职业道德,避免医疗纠纷、医疗事故的发生。

(三) 高科技应用对医护道德的影响

高新技术的应用极大提高了临床诊断、治疗、护理、康复、保健、医学科研的水平,更好地实现了为人民健康服务的目标。但是,有些新技术对传统的伦理观念、思想和文化提出了根本性的挑战,部分医护人员过于依赖高新技术和设备,忽视了医护基本功的训练提高,一方面增加了患者的经济负担,另一方面也阻碍了医患之间在感情和思想上的交流。因此,应用高新技术和设备应遵循生命价值原则和最优化原则。

三、学习的意义和方法

(一) 学习医护伦理学的意义

1. 有利于加强医护人员的责任心,构建和谐医患关系。
2. 有利于创造良好的社会风气,构建和谐社会。
3. 有利于医护人才的成长。

(二) 学习医护伦理学的方法

1. 历史唯物主义的方法 道德和医德具有较强的时代性,并受经济关

系、政治制度和医学科学的制约。必须从当时的社会历史条件出发，进行客观、历史的分析，并批判地继承和发扬古今中外丰富的道德和医德遗产，既不能否定一切，也不能肯定一切。

2. 理论联系实际的方法　既要认真学习伦理知识，又要把所学的道德和医德理论及规范运用到社会实践、医学实践中去。

3. 案例分析讨论的方法　就具体的案例进行医学的、护理的、伦理的、法律的、经济文化的分析讨论，作出正确的评判，并研究案例背后的深层次原因和实质，以提高思维推理和解决道德问题的能力。

【模拟试题测试，提升应试能力】

一、名词解释
1. 道德　　2. 伦理学　　3. 医护伦理学

二、填空题
1. 道德是由_____、_____和_____三个部分构成的有机整体。
2. 医护道德的作用包括_____、_____、_____、_____。

三、选择题
1. 道德最主要的社会功能是（　　）

 A. 调节功能　　　　B. 教育功能　　　C. 认知功能

 D. 激励功能　　　　E. 市场功能

2. 以下哪一项不是医护道德的特点（　　）

 A. 实践性和稳定性　　　　　　　B. 全人类性

 C. 继承性　　　　　　　　　　　D. 连续性

 E. 普遍性

3. 伦理学的基本问题是（　　）

 A. 道德和利益的关系问题　　　　B. 权利和义务的关系问题

 C. 医护人员和患者的关系问题　　D. 医护人员和社会的关系问题

 E. 医护人员和科研的关系问题

4. 医护道德的根本宗旨是（　　）

 A. 救死扶伤　　　B. 扶危济贫　　　C. 防病

 D. 全心全意为人民健康服务　　　E. 治病

5. 伦理学体系中的主体和核心是（　　）

A. 描述伦理学　　B. 分析伦理学　　C. 规范伦理学

D. 医学伦理学　　E. 护理伦理学

四、简答题

1. 伦理学的基本问题是什么？为什么？
2. 医护伦理学的研究对象和内容是什么？
3. 学习医护伦理学的意义是什么？

五、案例分析题

某医院接到甘肃某县农村一位小学教师的来信，他提出愿意将自己的角膜献出，以换取一定的报酬用于办学，他的理由是：

1. 当地经济状况极差，政府虽多方集资，但仍有数十名适龄儿童无法入学。

2. 他本人将近50岁，在45岁时全身水肿，确诊为慢性肾炎、肾功能不全，目前虽能坚持工作，自感生命有限，愿将自己的角膜献出，为改善本乡办学条件做贡献。

请对此案例进行伦理分析。

（包　刚）

第二章 医学伦理思想的发展概况

【学习内容提炼，涵盖重点考点】

第一节 中国医学伦理的发展概况

一、中国传统医学伦理思想简介及发展概况

(一) 中国传统医学伦理思想的起源

我国医学理论思想的起源，最早可追溯到原始社会，是人们在长期生产实践、抵御自然界的威胁和与疾病不断斗争中逐渐形成的。

(二) 中国传统医学伦理思想的形成时期

自奴隶社会起，社会有了分工，医学逐渐成为一种专门的职业，同时建立了较为规范的考核制度，依据医疗质量确定医生的业绩和报酬，不仅有医术上的要求，也包含了对医生品德、医风、工作态度的评价。

到了春秋战国时期，医学伦理思想由于受到了儒家、道家等思想观点的影响，特别强调医生自身的道德修养和自我规范。战国时期的《黄帝内经》是我国现存最早的医学典籍，也奠定了我国医学道德理论基础，标志着我国医学道德的形成。

(三) 中国传统医学伦理思想的发展时期

东汉名医张仲景的《伤寒杂病论》开创了祖国医学辨证论治体系，其序

言对医学的性质、宗旨、道德、发展都作了精辟的论述,特别指出行医治病应不分贫富贵贱,医生要以救人活命为己任,以仁爱救人为准则。因此把张仲景誉为医德的始祖。

隋唐时期杰出的医家孙思邈非常重视医德修养,他的《备急千金要方》中有《大医习业》和《大医精诚》两篇,其中对医生的行为规范提出了全面、严格的要求:医生要具有精湛的医术,实事求是的态度;以仁爱之德去行医;在仪表上要端庄;医生应以治病为己任,不可以医谋私;同道之间要互相尊重。

(四) 中国传统医学伦理思想的相对完善时期

宋元明清时期,医药学家们对孙思邈提出的医德思想进行了补充和发展,仍以儒学的"忠、孝、仁、爱、礼、义、廉、耻"八字规范作为医家的必具品格。

南宋著名法医学家宋慈在《洗冤集录》中提出了法医道德规范。明代陈实功的《外科正宗·医家五戒十要》对我国当时的医德思想作了系统的总结,被美国1978年出版的《生命伦理百科全书》列为世界古典医德文献之一。

1932年上海出版了宋国宾主编的《医业伦理学》,是我国第一部较系统的医学伦理学论著,标志着中国已由传统医德学进入现代医护伦理学阶段。

二、中国医德的优良传统和历史局限性

(一) 我国医德的优良传统

1. 仁爱救人、救死扶伤 要求医家热爱医业,对患者要同情、理解、关心、救护,要有救百姓于疾病灾难之中的高度社会责任感。

2. 医术精湛,刻苦钻研 强调医者必须笃志勤学,相师成器,不可一知半解。

3. 医风严谨、高度负责 要求医护人员在诊治中必须医风严谨、一丝不苟,不可粗心大意、敷衍塞责。

4. 淡泊名利,廉洁行医 要求为医者应大公无私,扶贫济困,不计报酬,不沽名钓誉。

5. 不分贵贱,一视同仁 要求为医者以治病救人为己任,决不能只重视权贵而看不起贫苦百姓,即便是乞丐,也应毫不嫌弃。

6. 尊师重道、团结协作 为医者应重视同行之间的关系,同行之间要

谦和谨慎，互相尊重，互相学习，互相帮助。

（二）我国传统医德的历史局限

1. 受封建思想等级观念的影响　人们得不到平等的医疗权利。
2. 不同程度地受到宗教迷信的影响　历史上许多医德要求都是向天地诸神起誓，讲究因果报应，这种唯心的观念阻碍了医德的健康发展。
3. 受当时社会历史条件的影响　提出了一些不利于医学科学发展的行为规范。
4. 存在拘谨泥古、信守门派倾向　在学术上讲究"正宗""真传"，行为上推崇"家法""师训"，影响了医学界的交流与发展。
5. 只注重单纯的医患关系　只强调对眼前患者的忠诚，很少考虑到整个社会和人类的健康，忽视医学的社会效益。

三、我国医学伦理思想的现状及发展

新民主主义革命时期，我国医护人员继承和发扬我国古代医德的优良传统，发扬救死扶伤的人道主义精神，把爱国主义和国际主义相结合，建立新型的医患关系，这是社会主义医学伦理思想的萌芽。

新中国成立后，党和政府把"防病治病、救死扶伤、全心全意为人民群众服务"作为医学伦理思想。

近年来我国医师和护士考试都将《医学伦理学》列为必考科目。为了进一步规范各种医疗及研究中的伦理行为，2007年颁布了《涉及人的生物医学研究伦理审查办法（试行）》。

第二节　国外医学伦理思想简介

一、国外医学伦理思想概况

（一）古希腊的医学道德

古希腊被认为是西方医学的发源地。西医之父——希波克拉底不仅创立医学体系，而且确立了医学道德规范体系。他的代表作《希波克拉底全集》中最著名的《希波克拉底誓言》是一部经典的医学文献。其医德思想主要有：阐明了为病家谋利益的行医宗旨；强调医生的品德修养；强调尊重同道；提出为患者保守秘密与隐私。1948年，世界医师协会对这个誓言加以修改，定名为《日内瓦宣言》。后来又通过决议，把它作为国际医务道德规范。

（二）古罗马的医学道德

大约公元2世纪，古罗马的医学界代表人物盖伦创立了医学和生物学的知识体系，在医德方面指出"我研究医学，抛弃了娱乐，不求身外之物"。

（三）古印度的医学道德

印度医学伦理思想受宗教影响较大。公元前5世纪名医妙闻在他的《妙闻集》中指出："正确的知识、广博的经验、聪敏的知觉和对患者的同情，是为医者四德"。公元前1世纪名医阇罗迦在《阇罗迦集》中明确反对医学商品化，充分体现了医学人道主义的精神。

（四）阿拉伯的医学道德

《迈蒙尼提斯祷文》是医学道德史上的重要文献之一；《汉谟拉比法典》是世界上第一部有关惩治庸医的医学法律文献；波斯医生哈里的医学著作中有大量的医德论述：医生为患者治病不是为了发财，而是出于良好的道德和动机，要保守患者的秘密，经常到病房看患者等。公元7世纪后，伊斯兰教对阿拉伯医德影响很大，强调生命神圣论，禁止人工流产、尸体解剖等。

中世纪欧洲的医德观基本上以基督教的博爱、慈善思想为核心，以照顾、看望、安慰、祈祷为首要内容。

（五）近现代医学伦理思想

18世纪德国柏林大学教授医生胡佛兰德提出了救死扶伤、治病救人的《医德十二箴》。1791年，英国医生托马斯·帕茨瓦尔（Thomas Percival）为曼彻斯特医院起草了《医院及医护人员行动守则》，并于1803年出版了世界上第一部《医学伦理学》，标志着医学伦理学作为一门独立的学科在英国产生。

1847年美国医学会成立，以帕茨瓦尔的《守则》为基础，制订了医学道德标准和医德守则。1864年由瑞士发起，在日内瓦签订了《日内瓦国际红十字会公约》，规定了在战争中医护人员如何救治战地伤员，如何以人道主义的精神对待已放下武器的战俘，以及红十字会的性质、自然灾害救济、社会福利、急救等内容。

1948年，世界医学会颁布了《日内瓦宣言》；1949年，世界医学会在伦敦通过了《国际医德守则》；1953年，国际护士会制定了《护士伦理学国际法》；1964年，第18届世界医学大会通过了关于人体试验的《赫尔辛基宣言》；1968年，世界医学会通过了关于确定死亡的道德责任和器官移植道德原则的《悉尼宣言》；1975年，世界医学会通过了对待患者道德的《病人权利宣言》；2000年，世界生命伦理学大会通过了《吉汉宣言》等，丰富和完善了医学伦理学的思想体系。

二、西方医学道德的基本特征

1. 人道主义是西方医学道德的一个永恒内涵。
2. 西方传统医德带有浓厚的宗教色彩。

第三节 医护伦理学的理论基础

一、生 命 论

生命论是关于人的生命的本质和意义的理论，它的发展先后经历了生命神圣论、生命质量论和生命价值论三个不同的阶段。

(一) 生命神圣论

生命神圣论是强调人的生命神圣不可侵犯和具有至高无上的道德价值的一种伦理观。其基本内容是无条件地保存生命；不惜任何代价维护和延长生命；一切人为终止生命的行为都是不道德的。生命神圣论激励着古往今来的医护人员不断探索生命奥秘，推动了医护科学的发展。

由于这种观念片面强调生命至上，主张对人的生命应不惜一切代价进行抢救，甚至保护丧失社会价值的生命，延缓其死亡过程。但是，随着人口数量膨胀及经济文化发展、社会生活质量提高、资源利用与生态保护之间冲突等问题的凸现，这种生命论受到了严峻的挑战。

（二）生命质量论

生命质量论是自遗传学和优生学等学科的兴起而出现的以人的自然素质的高低优劣为依据，衡量生命对自身、他人和社会存在的价值的一种伦理观。它强调人的生命价值不在于生命存在本身，而在于生命存在的质量。但是生命质量论只是以人的自然素质谈生命存在的价值，所以具有局限性。

（三）生命价值论

生命价值论是以人具有的内在与外在的价值的统一来衡量生命意义的伦理观。它认为判断人的生命价值的高低和大小主要取决于两个方面的因素：①内在价值，即生命本身具有的潜在的创造能力或劳动能力；②外在价值，即为社会创造的物质财富和精神财富。

综上所述，现代生命论就是从生命的神圣、质量和价值的辩证统一中去看待生命，即应当在保障生命的价值和质量的前提下去维护人的生的权利，去维护生命的神圣和尊严。

二、人 道 论

理论意义上的人道论即人道主义，是有关人的本质、使命、地位、价值和个性发展的思想及理论。

医学人道主义是在医疗卫生领域中爱护、关心患者健康，重视患者生命，尊重患者的人格和权利，维护患者利益和幸福的伦理原则，其核心是尊重患者。

社会主义医学人道主义是医学人道主义的较高形态，体现了在社会主义制度下对人的生命价值的尊重。它始终把为人类谋幸福、实现人类的健康作为自己的出发点，将热爱患者，同情患者，尊重患者生命、人格和平等的医疗权利作为其核心内容。

三、美 德 论

美德论又被称为德性论或品德论，一般是指关于道德行为主体应该成为具有何种美德或德性的人，以及如何成为具有这种美德或德性之人的伦理理论。美德是一定社会的道德原则规范在个人思想和行为上的体现，是一个人在一系列道德行为中所表现出来的美好的比较稳定的特征和倾向。医学伦理学中的美德论是关于医务人员道德品质的学说，研究医务人员应该具备什么样的道德品质。医护美德是医德规范在医护人员身上的积淀，是通过医德教育和医德修养形成的。

四、公 益 论

公益论就是一种强调以社会公众利益为原则，把社会公益与个人利益相统一的伦理观。要求在处理个人利益与集体利益、当前利益与长远利益时，坚持个人利益与集体利益兼顾，以后者为重；局部利益与整体利益兼顾，以后者为重；当前利益与长远利益兼顾，以后者为重。公益论从社会和人类利益出发，要求公正合理地解决医疗活动中出现的各种利益矛盾，不仅要有利于患者，还要有利于人类及子孙后代，有利于生态环境和医学科学与技术的发展。

五、义务论和功利论

(一) 义务论

义务论是指人的行为必须按照某种道德原则或某种正当性去行动的伦理理论。医德义务论是传统医护伦理学的核心内容，它以医德义务和责任为中心，研究和探讨医护人员应该做什么，不应该做什么，以及如何做才是道德的。医德义务强调广大医护人员对患者生命与健康的责任和利益负责，以患者为中心，认真履行道德义务，勤奋工作，无私奉献。

(二) 功利论

功利论又称功利主义或效果论，是一种以人们行为的功利效果作为道德价值的基础或基本的评价标准，强调行为实际效果价值的普遍性和最大现实的伦理学说。其著名原则是"最大多数人的最大幸福",认为确定的道德规范必须直接有利于实现最大多数人的最大幸福。在医护领域,功利论主张医护人员的行为应满足患者和社会大多数人的最大利益。

【模拟试题测试,提升应试能力】

一、名词解释
1. 人道论　　2. 公益论　　3. 功利论

二、填空题
1. 1932 年上海出版了宋国宾主编的_____,是我国第一部较系统的医学伦理学论著,标志着中国已由传统医德学进入现代医护伦理学阶段。

2. 生命论是关于人的生命的本质和意义的理论,它的发展先后经历了_____、_____和_____三个不同的阶段。

3. 英国医生_____于 1803 年出版了世界上第一部《医学伦理学》,标志着医学伦理学作为一门独立的学科在英国产生。

4. 功利论的著名原则是"_____"。

三、选择题
1. 战国时期的_____是我国现存最早的医学典籍,也奠定了我国医学道德理论基础,标志着我国医学道德的形成(　　)
   A.《黄帝内经》　　　　B.《伤寒杂病论》　　C.《备急千金要方》
   D.《大医习业》　　　　E.《大医精诚》

2. 奠定了西方医护道德基础的书籍是(　　)
   A.《希波克拉底誓言》　　B.《妙闻集》　　　　C.《阇罗迦集》
   D.《迈蒙尼提斯祷文》　　E.《汉谟拉比法典》

3. 强调生命对他人、社会、人类意义的是(　　)
   A. 生命质量论　　　B. 生命价值论　　　C. 生命神圣论
   D. 美德论　　　　　E. 生命道德论

4. 关于道德行为主体应该如何成为有德性的伦理理论是(　　)
   A. 人道论　　　　　B. 美德论　　　　　C. 生命论
   D. 功利论　　　　　E. 义务论

5. 生命神圣论的道德核心是（　　）

A. 敬畏生命　　　　B. 履行职责　　　　C. 贡献社会

D. 承担责任　　　　E. 服务对象

6. 患者李某，男性，42岁，因急性心肌梗死，被送往医院抢救，当时患者意识不清。在办理住院手续时，家属见治疗需要一大笔钱，遂决定放弃治疗回家。此时，医院正确的做法是（　　）

A. 医院同意家属的要求，让其尽快离开医院

B. 医院耐心说服家属留下治疗，免得有人说闲话

C. 医院拒绝家属的要求，强行留下治疗

D. 医院本着救死扶伤的原则，决定先行治疗

E. 医院本着尊重患者家属自主权，同意其放弃治疗

四、简答题

1. 如何衡量生命的质量与价值？
2. 我国医德有哪些优良传统？
3. 社会主义医学人道主义的主要观点是什么？

五、案例分析题

患者李某，男性，83岁，离休干部。因喉癌住院，入院后他告诉医生："如果肿瘤到了晚期，不要告诉我任何关于我将要死亡的消息，只要让我感觉舒服点就可以，我已经过了很多年的好日子了，也不要做更多的抢救。"患者并且立下了字据。因此，当患者病情垂危时，医生未给其使用呼吸机等抢救措施，只给予足够减轻疼痛的药物。但是家属希望尽量延长患者的生命，并要求使用一切抢救、治疗手段。此时，患者神志不清，面对家属的强烈要求，医生感到无所适从。

请问：此时医生应如何正确处理？

（包　刚）

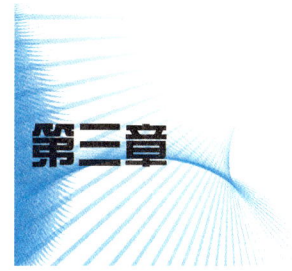

第三章

医学伦理学的规范体系

【学习内容提炼，涵盖重点考点】

第一节 医学道德基本原则

一、医学道德基本原则

（一）含义

医学道德基本原则是指在医学实践活动中调节医护人员人际关系及其与社会关系的根本指导准则。

（二）我国医学道德基本原则的内容和要求

社会主义医学道德的基本原则是我国社会主义道德基本原则的具体体现，以为人民服务和集体主义为基础，将广大人民的最大利益作为出发点和归宿点。其内容是：①防病治病，救死扶伤；②实行社会主义的医学人道主义；③全心全意为人民身心健康服务。

二、医学道德的具体原则

（一）不伤害原则

不伤害原则是医护人员在诊治、护理过程中，不使患者的身心受到无谓的伤害，即不做伤害对方的事情。不伤害指除了不伤害他人外，也不将他人置于受伤害的危险中。凡是在医疗护理上是必需的或者属于适应证范围的，那么所实施的诊治、护理手段就符合不伤害原则，因为这能使患者获得较多的益处或预防较大的危害；如果对患者是无益的、不必要的或是禁忌的，则必会带来不同程度的伤害。

因此，要求医护人员努力做到：不做无关的辅助检查，不做弊大于利的辅助检查；在药物治疗中，要杜绝滥用药物给患者造成伤害；必须权衡手术治疗与非手术治疗的利弊及其界线，掌握手术治疗的适应证，防止滥施手术给患者带来不必要的伤害。

（二）尊重原则

尊重原则又称自主原则，尊重原则不仅要尊重患者的自主性，尊重其生命、人格尊严及权利，同时也要求患者尊重医护人员的人格和劳动。这里指在医护实践中，医护人员要尊重患者的自主性和自主权，让他们自己做主。尊重原则要求医护人员不但尊重患者的知情同意和自主选择的权力，即使对缺乏或丧失自主性的患者，也应该尊重其亲属或监护人的自主权利，包括：①向患者详细解释病情；②告诉患者治疗或不治疗会出现的情况；③告诉患者治疗护理的各种方案，并提出医护人员自己认为的最佳治疗方案；④告诉患者要实施的治疗护理方案中的注意事项和如何配合。同时，患者的自主权以不违背法律法规、政策和社会公共利益、社会公共道德为前提，处理好患者自主权与医疗干涉权的关系。当患者的决定不合理或对本人、他人和社会有严重损害时，则应行使医疗干涉权，劝导、干涉甚至限制其自主权。

（三）公正原则

医学上的公正原则是指医护人员公平正直地对待每一位患者的伦理原则。从现代医学伦理观分析，公正包括两方面的内容：一是平等对待患者；二是合理分配医疗资源。

在医疗工作中，面对患者时，医护人员应做到：①对待患者的人格尊严要同等地予以尊重，以同样热忱的服务态度对待每一位患者；②要以同样认真负责的医疗作风平等地对待每一位患者，任何正当愿望和合理要求应予以尊重和满足；③要尊重和维护患者平等的基本医疗护理权。

在实际工作中，有些医疗资源是无法充分供应的。当这种情况发生时，首先要根据医学标准筛选，再参照社会价值标准，从以下几方面考虑：①根据个人的需要；②根据个人的能力；③根据对社会的贡献；④根据家庭的角色地位；⑤根据疾病的科研价值等进行公正分配。对于贵重稀缺卫生资源（如人体器官、重症急救和监护设备及人员等）的分配则根据医学需要、对象的价值等因素考虑；在医患纠纷、医护差错事故处理中要站在公正的立场上，做到实事求是。

（四）有利原则

有利原则又称有益原则，是指医护人员对患者实行仁慈、善良和有利的行为，将有利于患者健康放在第一位，并切实为患者谋利益的伦理原则。有利原则主要体现在对患者疗效最佳，即诊疗效果在当时医学发展水平上，或当地医疗技术条件下是最好的、最显著的；在疗效相当的情况下，临床花费最少；在临床检查、手术过程中让患者承担的风险最小；医治疾病选择药物时，对患者副作用最小的作为首选。

三、医学道德应用原则

（一）知情同意原则

"知情同意"是指某人被告知，在知道事实真相后，自愿同意或应允某事。在医疗护理过程中患者有权获得关于自己疾病情况及治疗方案的相关信息，同时医护人员的决策要尽量征得患者的同意，即患者在完全了解的情况下，自愿地同意或应允进行某些检查、治疗、手术或实验。

（二）行善原则

行善原则是指医护人员对患者直接或间接履行仁慈、善良或有利的德行。行善原则包括四个方面：①不应施加伤害；②应预防伤害；③应去除伤害；④应做或促进善事。

（三）医疗保密原则

1. 保守患者的秘密　医护人员对患者由于医疗需要而提供的个人私密和隐私，不能随意泄露，更不能任意宣扬，将其作为谈笑的资料。

2. 对患者保密　在特殊情况下（如患者的心理承受能力差），为保护患者，患者的某些病情和可能出现的某些不良后果需要对患者保密。

3. 对重要领导人物的病情保密　在特殊情况中，对党和国家、军队的重要领导人的病情，应予以必要的保密，以便稳定国情。

需要明确的是对患者的隐私权的保护并不是无限定的，恪守医疗保密必须满足以下几个条件：①必须以不伤害患者的自身健康与生命利益为前提；②不损害无辜者的利益；③满足不损害社会利益的伦理条件；④遵循保密原则不能与现行法律相冲突。

（四）生命价值原则

生命的价值原则就是强调生命对社会、他人及对人类的意义。生命价值原则包括三个方面：①尊重人的生命；②尊重生命的价值，如果生命质量低劣，就没有义务加以保护与保存。

第二节　我国医学道德基本规范

1. 救死扶伤，忠于职守。
2. 平等交往，一视同仁。
3. 举止端庄，语言文明。
4. 诚实守信，保守秘密。
5. 钻研医术，精益求精。
6. 互学互尊，团结协作。
7. 廉洁奉公，遵纪守法。

第三节　医学道德基本范畴

一、医学道德基本范畴的含义及意义

（一）含义

医学道德范畴是从一般道德范畴中派生出来的，是反映医疗护理过程中

人们相互关系中最本质、最重要、最普遍的道德关系概念。

(二) 医学道德范畴的意义

1. 医学道德范畴取决于医学道德原则和规范。
2. 医学道德范畴是医学道德原则和规范的补充。
3. 医学道德范畴体现着医护人员对医学道德关系认识的发展阶段。

二、医德基本范畴的内容

(一) 权利与义务

1. 权利　是公民依法享有的权力和利益。医护人员的权利是在医疗卫生服务过程中，医护人员得以行使的权力和应享受的利益。

（1）对患者的医疗护理权。

（2）对特殊患者的隔离权。

（3）对特殊患者的干涉权：医护人员的干涉权常用于以下几种情况。①患者拒绝治疗时；②如果将实情告之患者可能会影响其治疗过程和效果时；③如按患者要求为其保守个人隐私和秘密，但可能对社会、他人产生危害时。

（4）维护个人正当利益的权利：如工作、学习进修的权利，对预防保健、环境保护、精神卫生等方面的问题提出建议和参与实施的权利等。

2. 义务

（1）含义：义务是指个人对社会、集体、他人应履行的责任。

（2）医学道德义务及其内容

1）为患者尽职尽责的义务；

2）为患者解除痛苦的义务；

3）为患者解释说明的义务；

4）为患者保密的义务；

5）对患者的义务与社会的义务是统一的。

(二) 情感与良心

1. 情感

（1）含义：情感是人们内心世界的自然流露，是人们对客观事物和周围人群喜怒哀乐的外在表现，也是人们对客观事物所持态度而产生的内心体验。

（2）医学道德情感及其主要内容

1）同情感：它包含着对患者的真挚友爱，对不幸患者的怜悯。

2）责任感：这是同情感升华的必然结果，医护人员把恢复患者的健康、挽救患者的生命看作是自己崇高的职责。

3）事业感：这是责任感的升华，是医护人员最高层次的道德情感。医护人员自觉将个人的医疗、护理工作与发展医疗、护理科学事业及人类进步的伟大事业联系起来。

（3）道德情感对医护人员行为的作用

1）良好的医学道德情感有利于患者病情的缓解和促进患者早日康复；

2）良好的医学道德情感有利于医护人员自身素质的提高。

2. 良心

（1）含义：是人们在履行对他人、对社会的义务过程中，对自己行为应负的道德责任的一种主观认识和评价能力。

（2）医护人员的职业良心及其内容

1）以医学道德的基本原则作为自我评价的依据和出发点，医护人员的职责是"增进健康、预防疾病，恢复健康，减轻痛苦"；

2）热爱本职工作，忠实于卫生事业，为患者和社会服务。

（3）职业良心对医护人员行为的作用

1）在医疗及护理行为之前，良心起着自我选择作用；

2）在医疗及护理行为之中，良心起着自我监督作用；

3）在医疗及护理行为之后，良心起着自我评价作用。

（三）审慎与保密

1. 审慎

（1）含义：审慎是周密谨慎的意思。

（2）医护人员的审慎及其内容

1）医护人员在医护实践的各个环节都要自觉做到认真负责、谨慎小心，尤其在诊断、治疗、护理措施方面更要谨慎；

2）医护人员工作中语言要谨慎。

（3）审慎对医护人员行为的作用

1）审慎有助于防止医疗差错和医疗事故；

2）审慎有助于一丝不苟作风的养成和医学道德水平的提高。

2. 保密

（1）保密的含义和内容：所谓保密，就是保守机密。医学道德保密，是指医护人员在治疗护理过程中涉及患者的秘密和某些病情，如扩散出去将造成不良后果，对此应予以保密。

1）保守患者的隐私和秘密，是患者对于医护人员寄予重大的信任；

2）对某些患者的病情保密，是一种保护性治疗措施。

（2）保密对医护人员行为的作用

1）保密在实现医学道德原则和规范中起着信誉作用；

2）保密有利于防治疾病、恢复健康；

3）保密是对医护人员特殊的职业要求。

（四）荣誉和幸福

1. 荣誉

（1）含义：荣誉是指人们履行了社会责任，对社会做出一定贡献之后，得到社会舆论的认可和褒奖；也是个人对自己行为的社会价值的自我意识。

（2）医护人员的荣誉及其内容

1）医护人员忠实履行自己的医学道德义务，是获得荣誉的前提；

2）个人荣誉与集体荣誉是辩证统一的；

3）荣誉与实事求是是共存的。

（3）荣誉对医护人员行为的作用

1）荣誉是激励医护人员不断进步的重要精神支柱；

2）荣誉对医护人员的行为起着社会评价的作用。

2. 幸福

（1）含义：幸福是同人生的目的、意义及现实生活和理想联系最密切的道德现象，是较高层次的道德范畴。

（2）医护人员的幸福：是在防病治病、救死扶伤的实践中，感受到自己为人民健康服务的理想实现而得到的精神上的满足和快慰。

1）把创造幸福与享受幸福统一起来；

2）把物质生活幸福与精神生活幸福统一起来；

3）把个人幸福与集体幸福统一起来。

（3）幸福观对医护人员行为的作用

1）正确的幸福观，可以使医护人员自觉履行医学道德义务与医学道德范畴，使医学道德基本原则和规范转化为医护人员内心道德要求，产生自觉的符合要求的情感和行为；

2）树立正确的幸福观，实现医护人员的自身价值。

【模拟试题测试，提升应试能力】

一、名词解释

1. 权利　　2. 义务　　3. 情感　　4. 良心　　5. 审慎

二、填空题

1. 医学道德的具体原则包括＿＿＿＿、＿＿＿＿、＿＿＿＿及＿＿＿＿。

2. 从现代医学伦理观分析，公正包括两方面的内容：一是＿＿＿＿；二是＿＿＿＿。

3. 尊重原则要求医护人员尊重患者的＿＿＿＿和＿＿＿＿的权力。

三、选择题

A_1 型题

1. 患者应获得公正、平等的医疗和护理服务，这体现了患者享有的何种权利（　　）

  A. 医疗公平权　　B. 医疗自主权　　C. 生命健康权
  D. 隐私保护权　　E. 知情同意权

2. 医护工作者判断患者在下列何种情况下可行使自主权（　　）

  A. 患精神疾病时　　B. 对他人生命造成威胁时
  C. 情绪稳定时　　D. 自杀时
  E. 与他人利益冲突时

3. 医学道德基本范畴之外的一项是（　　）

  A. 情感　　B. 良心　　C. 保密
  D. 廉洁　　E. 幸福

A₂型题

4. 患儿方某，男性，5岁，因患急性肠炎住院治疗，经治疗好转准备出院，其父考虑到方某身体虚弱，要求出院前给其输血，碍于情面，医生同意了。可是护士为了快点交班，提议给予静脉推注输血。在输血的过程中，患儿突发心搏骤停死亡。此案中，医护人员的伦理过程错误的是（   ）

    A. 操作正确，但违背了有利患者的原则

    B. 操作正确，但违背了人道主义原则

    C. 操作错误，违背了有利于患者的原则

    D. 操作错误，违背了不伤害患者的原则

    E. 操作错误，违背了人道主义原则

5. 患者李某，男性，20岁，因交通事故大脑严重受损，被送往医院抢救，患者意识不清，呼吸微弱，近乎植物人状态。家属得知患者的病情后，遂决定放弃治疗。此时，医院正确的做法是（   ）

    A. 医院不同意家属的要求，要求治疗后再离开医院

    B. 医院耐心说服家属留下治疗，免得有人说医院见死不救

    C. 医院本着尊重患者家属自主权原则，同意其放弃治疗

    D. 医院本着救死扶伤的原则，决定留下患者治疗

    E. 医院拒绝家属的要求，强行留下患者治疗，行使干涉权

6. 患者陈某，女性，25岁，未婚，因白带过多前往妇科就诊，遇一男性医生坐诊，遂决定要求一位女医生为其检查，医院正确的做法是（   ）

    A. 医院拒绝了该患者的要求

    B. 医院同意该患者的要求，尊重患者自主权

    C. 医院告知患者会为其保密

    D. 请一位女护士为其检查

    E. 医院同意该患者要求并附加条件

7. 林护士给41床患者注射维生素 B_{12} 后，才发现维生素 B_{12} 应该是给42床注射的。但患者并不知情，也未出现异常反应。林护士正确的做法是（   ）

    A. 无人知道，隐瞒不报   B. 立即向41床患者解释

    C. 立即向护士长汇报   D. 立即向患者的主管医师汇报

    E. 立即向护理部汇报

8. 患者吴某，女性，未婚，因子宫出血过多住院治疗，患者主诉子宫

出血与她的月经有关，去年就发生多次。医生按照其主诉施行相应的治疗。一位实习护士和患者聊天中谈及病情时，患者说自己因为服用流产药物而造成出血不止，并要求该实习护士为其保密。根据上述情况，实习护士正确的做法是（　　）

  A. 遵守保密原则，不将患者实情告诉医生

  B. 因为不会威胁到患者的生命，所以应该保密

  C. 拒绝为她保密的要求

  D. 说服患者将真实情况告诉医生，但是一定要为患者保密

  E. 了解病因、病史是医生的事情，应尊重患者的决定

9. 患者石某，女性，70岁，患糖尿病多年。目前因糖尿病足溃疡严重，经住院治疗病情未减轻，且有发生败血症的危险，需对其进行截肢。此案例中医护工作者应正确处理好以下哪两个伦理原则之间的冲突（　　）

  A. 有利原则与公正原则　　B. 有利原则与尊重原则

  C. 不伤害原则与有利原则　　D. 不伤害原则与公正原则

  E. 不伤害原则与尊重原则

10. 某医院内科病房，护士小李误将甲床患者的青霉素注射给乙床患者，而将乙床患者的庆大霉素注射给甲床患者，此时护士小李正确的做法是（　　）

  A. 直接隐瞒下去，不将此事告知护士长

  B. 自己严密观察，若发现患者出现过敏反应，立即告知护士长

  C. 自己严密观察，若患者没有出现异常现象，就将此事隐瞒下去

  D. 立即将此事告知护士长，并对患者进行进一步的观察

  E. 若患者出现过敏反应，等护士长对此事进行调查时，再告知护士长

11. 患者辛某，男性，54岁，因患肺炎住院治疗，护士准备用静脉留置针对其进行静脉输液。患者觉得静脉留置针价格贵，对护士提出换用一次性头皮针，护士不耐烦地说："你说了算，还是我说了算。"护士的行为主要违背了哪项伦理原则（　　）

  A. 医疗资源分配的公正原则

  B. 谋求患者利益最大化的有利原则

  C. 对患者人格尊严及自主决定的尊重原则

  D. 不因医疗措施不当而给患者造成伤害的不伤害原则

  E. 医务人员对诊疗工作负责的有理原则

A₃型题

（12、13题共用题干）

患者章某，男性，18岁，因突然发热入院，医师遂按感冒处理。因患者3天未退热，发现白细胞中有极少数未成熟细胞，护士遵医嘱告知患者3天后再做化验，此后患者家长多次询问护士要求其告知患者的化验结果。

12. 此案例中，患者家长要求了解化验结果，属于行使患者的何种权利（　　）

  A. 平等医疗权   B. 诊疗自主权
  C. 知情同意权   D. 保护隐私权
  E. 医疗监督权

13. 此案例中，护士应当采取的正确行为是（　　）

  A. 在患者家长追问下，告知其患者的化验结果
  B. 在患者家长追问下，直接告知患者的化验结果
  C. 主动将化验结果告知患者
  D. 主动将化验结果同时告知患者与家长
  E. 主动将化验结果告知家长，取得家长配合，先不告知患者本人

四、简答题

1. 医学道德基本原则的内容和要求是什么？
2. 医学道德的基本范畴有哪些？
3. 医德情感分为哪几类？
4. 道德良心对医护人员有什么作用？

五、案例分析题

患者赵某，女性，34岁，因结核性缩窄性心包炎入院治疗，术后住进抢救室，特别护理，病情稳定，用洋地黄类药物控制心力衰竭。术后第三天（周六），夜班医生A于下午17：20电话告诉白班医生B因家里有事晚到一会儿，并嘱咐医生B按时下班前向值班护士交代若有事就请楼上的值班医生C照顾一下。医生B下班前告诉护士如果赵某的病情不好，脉搏超过100次/分钟，可以静脉推注毛花苷丙0.2mg，有事可找楼上的医生C。赵某于18：00，自觉心慌，护士测赵某脉搏100次/分钟，立即给予毛花苷丙0.2mg静脉推注；患者于19：00感到胸闷，呼吸不畅，测得血压90/70mm Hg、脉搏140次/分钟、中心静脉压14mm Hg，护士在没有正式医

嘱的情况下，又给予毛花苷丙 0.2mg 静脉推注，然后电话医生 A 尽快回来；患者于 19∶30 症状加重，呼吸浅表、减慢，面色发绀，血压测不到，护士再次给予毛花苷丙 0.2mg 静脉推注，在推注的同时让家属请楼上的医生 C 下来。医生 C 到达病房询问情况后立即给予抢救，当医生 A 到达病房时患者的心电监护仪呈现一条直线，医生 A 于 20∶20 宣布赵某抢救无效死亡。患者家属认定赵某是因为医生不到位、抢救不及时而死亡的，要求追究责任，于是发生了医疗纠纷。

请对此案例进行伦理分析。

（朱庆欣）

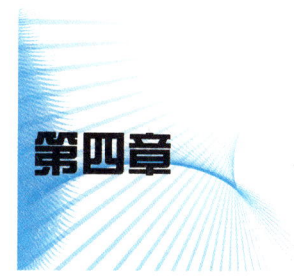

第四章

医学道德评价、教育与修养

【学习内容提炼，涵盖重点考点】

第一节 医德评价

一、含义及特点

（一）含义

医德评价是人们自觉、不自觉地根据一定的医德观点、标准和原则，对医护人员或医疗卫生部门的行为和活动所作的一种道德评判。医德评价形式有两种：自我评价和社会评价。

（二）医学道德评价的特点

1. 评价对象的确定性　医德评价的对象包括医护人员的医疗和护理职业行为。

2. 评价主体广泛的社会性　医学评价的主体十分广泛，除了患者及其家属，还包括整个社会。

3. 评价方式的非强制性　医德评价是通过社会舆论的力量和内心信念的认同而起作用。它们不具有法律的强制力，但以无形的力量来制约医护人员的行为。

4. 评价结果的客观性　医学道德原则和规范是人们经过长期的医疗实践活动形成的，以它为评价标准对医务工作者的医疗行为进行评价具有很强的客观性。

5. 评价结果的评判性　医学道德评价是对医疗行为的善与恶、是与非进行道德评判，其目的是惩恶扬善。

二、医学道德评价的标准

（一）有利标准

是否有利于患者疾病的缓解、治疗和康复；是否有利于医学、护理学的发展；是否有利于社会的可持续发展。

（二）自主标准

医护人员既要尊重患者的自主权及医患之间平等的人格权，患者也要尊重医护人员的职业自主权。

（三）公正标准

医护人员在医疗、护理实践中公道平等、合乎道理，一视同仁，公正、平等地对待每一位患者。

（四）互助标准

医疗实践中，各个科室部门密切配合、团结协作，医护工作者之间互相团结、互相支持，共同维护患者的健康利益，促进医学科学的发展。

三、医德评价的依据、方式和作用

（一）医德评价的依据

1. 动机与效果相统一　动机是医护人员进行医疗行为活动的主观原因，效果是医护人员行为活动后所产生的客观结果，也是医护人员动机的最终实现。在医护人员的医护行为中动机与效果是辩证统一的。

2. 目的与手段相统一　评判医护人员的行为时不仅要看其目的是否正确，还要看其是否选择了恰当的手段。为确保医学目的与医疗手段的统一，选择医疗手段应遵循最佳原则、有效原则、实事求是原则。

（二）医德评价的方式

1. 社会舆论　是人们依据一定的道德观念对医护行为发表的各种议论、意见和看法，是医德评价最重要、最普遍的方式。一般具有正式舆论和非正式舆论两种方式。它们对人们的行为具有约束作用，制约和影响着医护人员的言行举止，使受到舆论赞扬的人感到欢欣鼓舞，激发和强化人的道德进取心；使受到舆论谴责的人感到羞愧，从而使社会舆论起到积极的导向作用。

2. 传统习俗　是人们在长期的社会生活过程中逐渐形成和沿袭下来的传统认识，习以为常的惯例、规范和道德风尚。医护道德的优良传统对医护伦理评价具有重要影响，它能够增加医护道德信念，促使人们以其为标准进行善恶判断，保障医护活动有序进行。

3. 内心信念　是人们根据一定的道德原则、规范而形成的某种道德观念、道德理想的坚定信仰。医护人员的内心信念是发自内心地对道德义务的真诚信仰和强烈的责任感，是行为选择的内在动机和构成医学道德品质的基本要素，是医德评价的最基本方式。

在医德评价中，社会舆论、传统习俗和内心信念三种方式是紧密联系、相互影响的。这三种评价方式是相互渗透、相互补充的，只有综合运用各种方式，才能使医德评价发挥更好的作用。

（三）医德评价的作用

1. 对医德行为的评判作用　医德评价通过批评、谴责，起到约束和控制不良医护行为的作用。

2. 对医德行为的教育作用　良好的医德品质的形成是一个渐进的过程，它需要医护人员在长期的医护实践中学习和磨炼。人们依据医德评价的舆论导向，把社会主义道德的基本原则和规范化为内心信念，形成良好的医德品质。

3. 对医德行为的调节作用　通过自我评价，促使医护人员扬善弃恶，激励自己按医德原则和规范努力实践；通过对他人的评价，使高尚的行为得到赞赏，促使人们去效仿、学习，不良的行为遭到人们唾弃，从而实现道德调节中的"他律"与"自律"。

4. 对医学科学发展的促进作用　从道义上进行科学的评价，明辨是非，形成正确的舆论，必定会推进医学科学、卫生事业和医学道德的健康发展。

第二节　医德教育

一、含　义

医德教育是为了使医护人员自觉地履行道德义务，依据一定的道德原则和规范，运用各种教育方式和方法对医护人员有计划、有目的、有组织地进行医德基础理论和基本知识的教育。

二、医德教育的过程和特点

（一）医德教育的过程

医德教育是一个渐进的过程，它从提高医护人员的医德认识开始，通过陶冶人们的医德情感，锻炼医德意志，形成医德信念，最终养成良好的行为习惯。

1. 提高医德认识　医德认识是医护人员对医德理论的感知、理解和接受。医护人员掌握一定的医德理论才能判断自己和别人的思想、言行的是非、善恶。

2. 陶冶医德情感　医德情感是医护人员对医疗卫生事业及患者所产生热爱或憎恨，喜好或厌恶的内心体验。通过识别医疗活动中的善恶、美丑，激发对患者的同情感、对医护工作的责任感及奉献医疗卫生事业的精神。

3. 锻炼医德意志　医德教育通过培养和锻炼医护人员的自制力及实践医德的自觉性和坚定性，引导他们在困难中知难而进、锲而不舍，增强抵制不良诱惑的能力。

4. 树立医德信念　医德信念是医护人员对医德理想和目标坚定不移的信仰和追求。

5. 养成医德行为习惯　医德行为习惯是医护人员在医德认识、医德情感、医德意志和医德信念的支配下所采取的一贯行动，是在工作中逐渐形成的自然而然的行为。

(二) 医德教育的特点

1. 实践性　医学伦理学是一门实践性很强的学科，在整个医德教育中，必须适应社会实践的需要，适应发展社会主义市场经济和医疗体制改革的需要，引导医护人员在改革和具体的实际工作中自觉履行医德义务。

2. 长期性　医德教育是个长期性的工作，每个医护人员从在学校学习专业知识开始到进行医学活动，整个医学职业生涯都要接受医德教育。

3. 渐进性　医护人员处在一个复杂的社会环境中，社会的发展变化必然对医护人员已有的一些医德品质产生影响，社会的进步也要求医学工作者道德观念不断更新，而对受教育者个体而言，良好的医德行为习惯的形成也有一个不断积累、不断提高的渐进过程。

4. 整体性　从理论上讲，"知、情、意、信、行"医德教育的五个环节具有前后顺序，但践行中五个环节是相互联系、相互影响的。我们把五个环节联结为一个整体，注重受教育者的各种品质同时形成，不可顾此失彼。

三、医德教育的原则、方法和作用

(一) 医德教育的原则

1. 言行一致原则　在医德教育过程中，教育者要求受教育者做到的，自己首先要做到知行统一、言行一致。

2. 积极疏导原则　就是要求教育者对医护人员进行正确引导、正面教育，并以真诚、信任的态度关心、帮助受教育者，使其心悦诚服地接受教育，克服消极因素，使医德教育进入人们的内心世界，并践行在医疗实践活动中。

3. 因材施教原则　教育者要根据各个医护人员的具体情况进行有的放矢的教育，尊重其独特的个性。

4. 情理相容原则　医德教育要以伦理的力量教导人、说服人；对受教育者的表扬与批评、帮助与鼓励、检查与评议、比较与分析等都要晓之以理、动之以情，寓情于理，情理并举。

（二）医德教育方法

1. 积极疏导法　正面灌输系统的医学道德知识，讲清道理，以理服人。
2. 榜样示范法　善于利用道德高尚的人物、事例，使之受到感染，激发起仿效之情。
3. 集体育人法　相似的影响者有更大的说服力，努力塑造优秀集体，并利用集体的力量，发挥其积极影响作用。
4. 案例分析法　利用发生在医护人员周围的典型案例进行教育，揭示其中的道德问题，激发受教育者的情绪反应，理解不良医护行为的危害性，吸取教训，达到教育的目的。
5. 舆论扬抑法　教育者要注意营造并利用健康的社会舆论，对好人好事加以倡导、褒奖，对不正之风予以鞭挞、贬抑，使高尚的医护道德蔚然成风，提高医护人员的道德义务和责任感，并使之养成良好的道德行为习惯。
6. 法制教育法　对医护人员的伦理教育和业务培训中，加大有关法律法规及管理制度的宣传教育力度，促使医护人员认真执行规章制度和技术规程，杜绝差错事故的发生，维护患者利益，全心全意为人民身心健康服务。
7. 参观学习法　受教育者应该深入到社会的大课堂去学习，如参观医德医风好的医院，学习别人的先进经验。
8. 自我教育法　教育过程中，引导受教育者自觉学习理论，自我总结评价，相互督促帮助，提高自身的道德觉悟和水平。

（三）医德教育的作用

1. 是形成良好医德风尚的基础　经过医德教育，医护人员增强了道德意识，提高了医疗质量，从而在整个医疗工作中形成一种良好的医德风尚。
2. 是培养德才兼备医学人才的重要手段　扎实的专业知识和精湛的医术是医学教育的主要内容，对医护人员进行医德教育，促使其树立正确的人生观、价值观和道德观，也尤为重要。
3. 是促进医学科学发展的重要措施　医护工作者要攻克医学难题，需要有坚强的毅力、顽强的意志、集体主义思想和为医学发展献身的决心。所以医德教育是医疗卫生和医学科研单位推进科学研究和事业发展的重要措施。

第三节 医德修养

一、医德修养的含义和境界

(一) 医德修养的含义

医德修养是指医护人员在医德意识、医德情感和医德意志等方面的自我教育、自我陶冶和自我改造，以达到某种精神境界的过程。它包括：①医护人员按社会主义医德原则和规范所进行的锻炼意志、践行医德的过程；②医护人员在自我锻炼、医德实践中所达到的医德境界。

(二) 医德修养的境界

医德境界是医护人员在医德修养过程中所形成的一定的觉悟水平和思想情操水平。由于医护人员个人的世界观和对人生价值、社会价值的认知能力、意识、文化背景等方面存在差异，出现了以下几种不同层次的医德境界。

1. 自私自利的医德境界　这种境界的医护人员，其医疗行为的动机都是个人的一己私利，对患者的态度完全取决于个人获得利益的多少，把医疗职业作为获得个人名利的手段、牟取私利的资本。

2. 先私后公的医德境界　这种境界的医护人员信奉"奉公守法""互惠互利"的原则。

3. 先公后私的医德境界　这种境界的医护人员能够正确地处理个人与国家、个人与集体的关系，对患者关心体贴，对工作认真负责，能够同舟共济、团结协作。

4. 大公无私的医德境界　这种医德境界的医护人员具有全心全意为患者身心健康服务和为医学事业发展献身的精神。他们对患者极为热情，对工作极为负责，对技术精益求精，为了患者、集体、国家的利益，能够毫不犹豫地做出自我牺牲。

以上四种不同的医德境界，不是一成不变的，医护人员通过不断的教育和修养，可以由较低层次上升到较高层次；相反，则必然导致医德境界的下滑。

二、医德修养的途径、方法和作用

(一) 医德修养的途径与方法

1. 学习理论，明确目标　医德修养是以医护人员具备了一定的文化知识和理论基础为前提的。对医德的正确认识，以及医德意志的坚定来源于对医德理论的深刻理解。

2. 学思结合，学以致用　医德修养不仅要掌握一定的医德理论，还必须结合实践进行思考，学思结合。

3. 贵在自觉，坚定信念　医德修养过程中会受到外部物质条件和社会环境的影响，其效果如何关键在于医护人员的自觉性。

4. 持之以恒，追求"慎独"　医德修养是一个长期的、渐进的过程，必须持之以恒，不断加强自我锻炼和修养，才能真正培养出高尚医德品质。

(二) 医德修养的作用

1. 有助于形成良好的医德风尚。
2. 有助于医德教育的深化和医护人员评价能力的提高。
3. 有利于社会主义精神文明建设。

【模拟试题测试，提升应试能力】

一、名词解释

1. 医德评价　　2. 医德教育　　3. 医德修养　　4. 社会舆论
5. 内心信念

二、填空题

1. 在医德评价中，_____、_____和_____三种方式是紧密联系、相互影响的。

2. 道德品质是经过_____逐步培养形成的。

3. 社会舆论一般具有_____和_____两种方式。

4. 医德教育有以下特征：实践性、_____、_____和整体性。

5. 医德教育是一个渐进的过程，它从提高医护人员的医德认识开始，通过陶冶人们的_____，锻炼_____，形成_____，最终养成良好的行为习惯。

6. _____、_____是评价医护人员行为的依据。

三、选择题

1. 关于医德行为的论述正确的是（　　）

A. 新闻媒体曝光的医德行为可以评价

B. 正确的医德行为能评价

C. 所有的医德行为都可以评价

D. 引起关注的医德行为可以评价

E. 被群众所议论的医德行为可以评价

2. 下列情况哪种属于正式社会舆论（　　）

A. 中央电视台"焦点访谈"　　B. 老百姓街头巷尾议论

C. 领导评价　　　　　　　　D. 医德传统

E. 同事和朋友的评价

3. 当自我评价与外在评价不一致时，正确的做法是（　　）

A. 少数服从多数

B. 看内心信念

C. 看是否体现和增进人民群众真实健康利益

D. 看社会评价

E. 听从社会地位较高人群的建议

4. 医德境界最高层次是（　　）

A. 大公无私的医德境界　　B. 自私自利医德境界

C. 先公后私医德境界　　　D. 先私后公医德境界

E. 极端自私医德境界

5. 下列医德境界中，我们应该努力追求的是（　　）

A. 大公无私的医德境界　　B. 自私自利医德境界

C. 先公后私医德境界　　　D. 先私后公医德境界

E. 极端自私医德境界

6. 医德评价的直接标准是（　　）

A. 有利于患者治疗和康复

B. 有利于医学科学的发展和进步

C. 有利于人类生存环境的保护和改善

D. 社会主义医德规范体系

E. 有利于人民群众身心健康的改善和保护

7. 关于医学道德教育和医学道德修养的关系，下列认识不正确的有（　　）

A. 医学道德教育是社会对医务人员进行的医学品德培养活动

B. 通过医学道德教育，将社会的医学道德规范传授给医务人员

C. 医学道德修养是医务人员个人进行的自我医学品德养成活动

D. 医学道德教育和医学道德修养必然发生冲突

E. 医德修养和医学道德教育是提高医疗质量的元素之一

8. 衡量护理工作道德水平的重要尺度是（　　）

A. 举止大方　　　　B. 沉着冷静　　　　C. 护理质量

D. 反应敏捷　　　　E. 关心患者

9. 下列哪项不属于患者的道德义务（　　）

A. 尊重医务人员

B. 积极配合治疗，恢复和保持健康

C. 接受人体试验

D. 支持医学科学发展

E. 遵守医院规章制度

10. 医务人员医学道德修养的理想目标是这样的人（　　）

A. 医务人员在自身利益与他人利益冲突的时候，能够牺牲自己的生命

B. 在利益一致的时候能够为己利他

C. 不存在纯粹害己、损人利己和纯粹害人等不道德行为

D. 在自身利益与人民群众的利益发生冲突时，能够牺牲自身利益，甚至生命

E. 自私自利，以自身利益为首位

四、简答题

1. 医德教育的意义是什么？
2. 医德修养的境界分为几个层次？
3. 医学道德修养的途径和方法有哪些？
4. 医学道德评价的基本标准是什么？

五、案例分析题

某医院收治了一名高热患儿，医生初步诊断为"发热待查，不排除脑

炎"。急诊值班护士对患儿仔细观察，发现患儿精神越来越差，末梢循环不好，伴有谵语，但是患儿颈部没有强直的现象，又详细询问家长患儿发病以来的情况，凭借多年临床护理经验，怀疑是中毒性菌痢，遂将自己的想法及时报告值班医生。经肛门指检大便化验，证实为中毒性菌痢，经医护人员密切配合抢救，患儿转危为安。

就此案例请对医护人员行为进行伦理分析。

（钟旻昱）

第五章

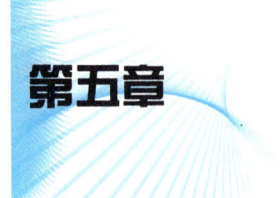

医学人际关系伦理

【学习内容提炼，涵盖重点考点】

第一节 医患关系伦理

一、医患关系的含义及性质

(一) 医患关系的含义

医患关系是指医务人员与患者在医疗、卫生、保健、康复的医学实践中所建立起来的各种关系的总称。

(二) 医患关系的性质

医患关系是服务与被服务、帮助与被帮助的平等合作关系。与其他人际关系不同，医患双方的目的一致，都是维护患者的健康利益而无根本利害冲突。

二、医患关系的内容及模式

医患关系是医学人际关系中最基本、最首要的人际关系，是其他医学人际关系得以产生和发展的前提和基础，是医护伦理学研究的核心问题之一。

(一) 医患技术关系

1. 医患技术关系的内容　医患技术关系是在医疗过程中以医护人员提

供医疗技术、患者接受医疗诊治为纽带的医患间的人际关系。

2. 医患技术关系的模式　基于医护人员和患者之间的不同地位和角色及权利和责任等提出对医患关系的不同划分方式，称之为医患关系模式。

（1）主动－被动型：西方学者也称为"父权主义型"。在此模式中医护人员是主动的，患者是被动的，其要点是医护人员"为患者做什么"。这种模式只适用于休克昏迷患者、婴幼儿、精神病患者等难以表述主观意识的患者。

（2）指导－合作型：这是现代医患关系的一种基础模式。在此模式医疗过程中医患双方都有一定的主动性，其要点是医护人员"告诉患者做什么和怎么做"。这种模式有利于提高诊疗效果，有利于及时纠正医疗差错，对协调医患关系起到了积极作用，一般适用于急性病患者、手术及创伤恢复期患者等。

（3）共同参与型：这是现代医患关系的一种发展模式。此模式中患者在医疗过程中主动与医护人员合作，参与诊治活动，提供各种信息，双方共同制定并实施诊疗方案，其要点是医护人员与患者"双方协商做什么"。这种模式对消除隔阂，建立真诚信任的医患关系，提高医疗质量都是非常有利的，一般适用于有一定文化知识的慢性疾病患者。

以上三种医患关系模式没有好坏之分，在临床实践中即使是同一患者，医患关系模式也不是固定不变的，而是根据患者具体情况、患病的不同阶段来选择适宜的医患关系模式。

（二）医患非技术关系

非技术关系是医疗过程中医护人员与患者及其家属之间在社会、心理、伦理、法律等诸多非技术方面形成的人际关系。非技术关系包括道德关系、价值关系、法律关系和利益关系等。

三、患者的权利与义务

（一）患者的权利

1. 平等医疗权　每一个公民都享有生命健康的权利。当其生命和健康受到疾病威胁时，都应该平等地享受医疗、护理、保健的权利，而不因为社会地位、财富、性别、年龄的区别而不同。

2. 疾病认知权　医护人员在不损害患者利益和不影响治疗效果的前提

下，应提供有关疾病的信息，对于拟采取的诊疗措施和方案，诊疗的预期效果等，用通俗易懂的语言向患者进行解释和说明。

3. 知情同意权　患者有权了解本人病情的所有信息，包括疾病的诊断、检查、治疗、护理、预后等，对一些实验性治疗护理措施，患者更有权知道其作用及可能产生的后果。患者在知情的基础上，有权对治疗、护理措施等做出接受或拒绝的决定。

4. 保护隐私权　患者有权要求对在医疗护理过程中涉及的个人隐私或生理缺陷等问题给予保密，对于有关疾病的医疗信息，患者也可要求医护人员为其保密，但如果患者个人隐私涉及他人及社会的安全，会对他人和社会利益造成一定危害时，医护人员应行使干涉权。

5. 监督医护权　患者有权对医院和为其实施的医疗护理措施进行监督，并提出批评、意见和建议，对不法行为进行举报、诉讼，也有权了解自己的相关信息如费用支配情况。

6. 自由选择权　患者可根据自己的经济状况，在医疗条件许可的情况下，自由选择医院及医疗护理方案。

7. 免除一定的社会责任权　患者在获得医疗机构的证明书后，有权根据病情的性质、程度和对功能影响情况，免除或减轻一定的社会责任，有权获得休息和享受有关的福利。

8. 要求赔偿权　因医护人员的过错行为导致医疗差错、事故，损害患者生命健康等权益时，患者及其家属有权提出经济补偿及精神赔偿的要求。

(二) 患者的义务

患者履行自己的义务不仅是对自己的健康负责，也是对医护人员的尊重。
1. 保持和恢复健康的义务。
2. 积极配合诊治的义务。
3. 遵守医院规章制度的义务。
4. 支持医学科研的义务。

四、建立良好医患关系的道德要求

1. 同情患者，互相理解。

2. 尊重患者，一视同仁。
3. 言语谨慎，保守秘密。
4. 钻研医术，精益求精。
5. 廉洁奉公，真诚负责。

第二节 其他医学人际关系伦理

一、医际关系伦理

（一）医际关系的含义及模式

1. 医际关系的含义　它是医疗卫生部门内部人员之间形成的业缘关系。它有广义与狭义之分。广义的医际关系是指医护人员之间、医护人员与后勤及行政管理人员之间的人际关系；狭义的医际关系是指医护人员、医技人员相互之间的人际关系。

2. 医际关系的模式　依据医护人员之间所处地位、作用不同，划分以下四种模式。

（1）主从型：这是在双方交往中，一方处于主导地位或绝对权威地位，另一方处于服从或被动地位。

（2）指导-被指导型：这是在双方交往中，一方处于指导地位，另一方处于接受指导的地位。

（3）并列-互补型：指双方地位完全平等，只有分工不同而没有权威与非权威之分。

（4）竞争型：随着社会主义市场经济体制的建立和医疗卫生体制改革的不断深化，医疗卫生部门也引入了竞争机制。

（二）建立良好医际关系的意义

1. 是现代医学科学发展的客观需要。
2. 有利于发挥医疗部门的整体效应。
3. 有利于建立和谐的医患关系。
4. 有利于医学人才的培养与成才。

（三）医际关系的基本道德要求

1. 彼此尊重，相互学习。
2. 团结协作，密切配合。
3. 各司其职，信任监督。

二、医社关系伦理

（一）医社关系的含义

医社关系就是医护人员与社会的关系，即医护人员应该承担的社会责任及社会工作。

（二）医护人员的社会责任

1. 面向社会进行预防保健的责任　①在处理与患者的关系时，不仅要考虑到患者个人利益，还要考虑到社会公益，不能违背社会的利益；②不仅要重视疾病的诊治，还要重视疾病的预防，重视群体的卫生保健；③医护人员的服务对象不仅是患者，而且还包括正常人，特别是妇女、儿童和老年人。医护人员不仅医治患者躯体疾病，还要解决心理障碍、不适应社会生活等方面的问题，以提高各类人群的心理健康水平和适应社会的能力。

2. 提高人口质量和生命质量的责任　医护人员要为广大人群提供医学健康咨询及医疗护理服务，积极参加人类遗传、优生和计划免疫工作，重视老年人的保健及疾病防治等，积极提高人民群众的生活质量和生命质量。

3. 发展医学科学的责任　医护人员有责任研究、探讨医学新理论、新药物和新技术。在进行科研时，决不把没有充分根据的"科研成果"公布于众；不使用未经验证的药物和疗法；对各种药物、疗法及治疗效果应进行实事求是的宣传，决不能夸大；对于各种新药物、新疗法一定要严格进行科学实验后，根据患者的病情需要给予恰当的使用，并密切加以观察，防止不良影响和副作用的发生。

4. 主动承担社会现场急救的责任　对于重大灾害的紧急任务，如火灾、水灾、传染病流行、地震及工伤、车祸等意外事故，医护人员应闻风而动，赶赴现场，全力抢救，履行社会责任。

5. 参与和执行卫生法规、政策的责任　医护人员要积极参与卫生政策与卫生发展战略方针的制定，并要坚持公正、效用的原则，在稀有卫生资源分配上必须符合大多数人的利益和社会公益。

（三）医社关系的基本道德要求

1. 广泛服务，坚持公益。
2. 热情主动，坚持原则。
3. 通力协作，密切配合。

第三节　预防和处理医患纠纷中的伦理

一、医患纠纷的含义及类型

（一）医患纠纷的含义

医患之间因为医疗事宜而发生矛盾和意见分歧称为医患纠纷。

（二）医患纠纷的类型

医患纠纷分医疗过失纠纷和非医疗过失纠纷。

1. 医疗过失纠纷　是指发生在医护人员与患者及其家属之间，因医护人员诊疗护理工作过失而引起的不良后果所产生的争执，须经行政或法律的调节或裁定方可解决的医患纠纷。

2. 非医疗过失纠纷　是指医护人员与患者及其家属之间，除了由医护人员诊疗护理工作过失原因造成之外的其他民事权利争执而产生的医患纠纷。

二、产生医患纠纷的原因

（一）医护人员的原因

1. 医护人员责任心不强　不认真检查、诊断，未按照操作规程办事，造成误诊、误治，从而引发医患纠纷，这是医患纠纷产生的主要原因。

2. 医护人员职业道德欠缺　没有对患者积极施救，或者缺乏人文关怀精神，对患者缺乏同情心，服务语言生硬，态度傲慢，解释说明不到位，从而引起医患纠纷。

(二) 医院的原因

1. 医院各种硬件设施不到位　医疗环境差，就医条件满足不了患者的需求。
2. 医院各种规章制度不健全　缺乏有效的管理和监督制度。

(三) 患者的原因

1. 期望值过高　有的患者对医疗过程、医疗效果期望过高，一旦没有达到预期目的，便对医院或医护人员产生质疑或不满，甚至状告医院及医护人员。
2. 不遵医嘱或隐瞒病情　有的患者不遵医嘱进行治疗或对医护人员隐瞒病情，当出现不良后果时就将责任推向医护人员。
3. 无理要求未获准　有的患者提出无理要求，遭到拒绝，便对医护人员无理取闹，甚至殴打医护人员。

三、预防和处理医患纠纷中的道德要求

1. 医院要加强管理，完善各项规章制度。
2. 医院要加强医德医风和专业知识教育，不断提高医德医术水平。
3. 尊重患者生命，遵守知情同意的行医行为。
4. 正视问题，妥善处理。
5. 依法保护医护人员的权益。

【模拟试题测试，提升应试能力】

一、名词解释

1. 医患关系　2. 医疗过失纠纷　3. 非医疗过失纠纷

二、填空题

1. _____是医学人际关系中最基本、最首要的人际关系。
2. 医患关系模式可分为_____、_____及_____三种模式。
3. 医际关系的模式可分为_____、_____、_____及竞争型四种模式。

三、选择题

A₁ 型题

1. 下列对于医患关系理解正确的是（　　）
   A. 医患关系不属于人际关系
   B. 医患关系是一般的人际关系
   C. 医患关系是一种单向的人际关系
   D. 医患关系是一种非专业性的人际关系
   E. 医患关系是一种帮助与被帮助的人际关系

2. 下列属于侵犯患者隐私权的是（　　）
   A. 未经患者许可对其体检时让医学生观摩
   B. 对疑难病例进行科室内讨论
   C. 在征得患者同意后其资料用于科研
   D. 在患者病历上标注患有传染性疾病
   E. 对患有淋病的患者询问其性生活史

3. 在护理实践中，护士有权拒绝执行的遗嘱情形是（　　）
   A. 护理程序太烦琐　　　B. 遗嘱中需要检测的生理指标太多
   C. 遗嘱有错误　　　　　D. 需要额外的劳动和付出
   E. 费用太昂贵

A₂ 型题

4. 患儿孙某，女性，12 岁，患甲状腺癌伴淋巴结转移。护士告诉患儿家属，其女需做甲状腺癌根治术，但术后其身体外观和功能会受到一定损害。家属因考虑到手术后遗症而断然拒绝治疗，带孩子出院。过了不久，家属考虑到癌症将危及患儿的生命，又再次来到医院要求给予治疗，医院将其收治入院并予手术治疗。此案例中，涉及了除哪项以外的患者权利（　　）
   A. 基本医疗权　　　　B. 自我决定权　　　　C. 自我选择权
   D. 知情同意权　　　　E. 隐私保密权

5. 患者王某，男性，75 岁，因脑卒中昏迷入院治疗。在临床护理过程中，适用于该患者的最佳医患关系模式为（　　）
   A. 指导型　　　　　　B. 被动型　　　　　　C. 共同参与型
   D. 指导 - 合作型　　　E. 主动 - 被动型

6. 患者任某，男性，70 岁，退休教师，因糖尿病住院治疗。在临床护

理过程中，适用于该患者的最佳护患关系模式为（　　）

  A. 指导型   B. 被动型   C. 共同参与型

  D. 指导－合作型   E. 主动－被动型

7. 患者，男性，28岁，因患梅毒入院治疗。患者女友前来探视，想了解男友病情，患者因担心女友离开自己，要求护士为其保密，此时护士尽力说服患者将实情告知女友，护士的行为体现了尊重患者享有的何种权利（　　）

  A. 基本医疗权   B. 知情同意权   C. 保护隐私权

  D. 监督医疗权   E. 医疗诉讼权

8. 患者黄某，女性，75岁，因与家人闹矛盾后，患者要求停止护理和治疗。此时，护士首先应当（　　）

  A. 尊重其自主选择权，停止护理

  B. 暂停护理，向护士长报告

  C. 暂停护理，找家属谈话，帮助解决家庭问题

  D. 暂停护理，与患者交流，了解其真实想法

  E. 继续进行护理，不予解释

9. 一家奶粉公司的促销员希望某产科护士提供一些产妇的联系方式，以便将促销的奶粉送给产妇，此时护士应当（　　）

  A. 让促销员自己去病房问产妇

  B. 为其提供一些产妇的联系地址

  C. 拒绝透露任何产妇的联系方式

  D. 让促销员去找护士长要产妇的信息

  E. 带促销员去病房询问产妇的联系方式

10. 患者周某，男性，55岁，因心脏病发作被送到急诊室，症状及检查结果均明确提示为心肌梗死。周某很清醒，但拒绝住院，坚持要回家，此时医生正确的处理方法是（　　）

  A. 尊重患者自主权，自己无任何责任，同意他回家

  B. 尊重患者自主权，但应尽力劝导患者住院，无效时办好相关手续

  C. 尊重患者自主权，但应尽力劝导患者住院，无效时行使干涉权

  D. 行使家长权，为治病救人，强行把患者留在医院

  E. 行使医生自主权，为治病救人，强行把患者留在医院

11. 患者邹某，男性，65岁，48小时前急性心肌梗死发作入院。现其

病情稳定，家属强烈要求探视，但是未到探视时间，此时护士正确的做法是（　　）

　　A. 请护士长出面调解　　　　B. 请主管医生出面调解

　　C. 向家属耐心解释取得家属理解　　D. 悄悄让家属进入病房

　　E. 不予理睬

12. 一位住院患者在输液时担心某新护士的操作水平，提出让护士长来为其输液，此时该护士的正确做法是（　　）

　　A. 找护士长来输液

　　B. 装作没听见患者的话，继续操作

　　C. 表示理解患者的担心，告诉患者自己会尽力，取得患者的同意后继续操作

　　D. 让患者等着，先为其他患者输液

　　E. 找家属，让其劝说患者同意为其输液

13. 患者章某，女性，79岁，因慢性支气管炎住院治疗，住院期间主要由其大女儿照顾其饮食起居，某日探视时间已过，但是其女仍不愿离开病房，值班护士劝其离开病房，其女不但不听劝告，反而大吵大闹，针对本案例，关于患者的义务，说法正确的是（　　）

　　A. 积极配合的义务　　　　B. 配合医学教育的义务

　　C. 尊重医护人员的义务　　D. 遵守医院规章制度的义务

　　E. 接受强制治疗的义务

A_3型题

（14、15题共用题干）

患者钟某，女性，28岁，未婚，乳腺肿瘤拟手术治疗，但患者十分担心手术会影响今后的生活质量，经护士积极解释后，患者心理负担消除，并同意接受手术治疗。

14. 护士的行为体现了尊重患者享有的何种权利（　　）

　　A. 基本医疗权　　　B. 知情同意权　　　C. 疾病认知权

　　D. 保护隐私权　　　E. 医疗监督权

15. 护士尊重患者享有的此种权利，其实质是尊重患者的（　　）

　　A. 生命尊严　　　　B. 社会地位　　　　C. 人格尊严

　　D. 合理要求　　　　E. 自主决定权

（16、17题共用题干）

患者朱某，男性，36岁，因治疗皮肤感染需静脉输液，请社区护士为其输液。护士很耐心、详细地介绍所用药物的功能和副作用，该患者很感动。在交谈过程中，患者曾告诉护士自己是乙肝患者。过了几天，该患者发现自己的邻居们都知道自己患有乙肝，并听到他们的闲言碎语，让他很痛苦。

16. 护士详细地向患者介绍所用药物知识，维护了患者享有的何种权利（   ）

　　A. 知情权　　　　　B. 隐私权　　　　　C. 健康权
　　D. 保健权　　　　　E. 自主权

17. 患者患有乙肝的信息若是被护士泄露给邻居，则该护士可能侵犯了患者的何种权利（   ）

　　A. 知情权　　　　　B. 隐私权　　　　　C. 健康权
　　D. 医疗权　　　　　E. 自主权

四、简答题

1. 简述患者的权利和义务。
2. 建立良好医患关系的道德要求有哪些？
3. 医际关系的基本道德要求有哪些？
4. 医护人员的社会责任有哪些？
5. 预防和处理医患纠纷的道德要求有哪些？

五、案例分析题

患者陈某，女性，18岁，农民，因一直未来月经到某教学医院诊治。经医生体格检查和染色体检查，确诊为"男性假两性畸形"而收入院待做性别矫正手术。当在其他病房实习的几位医生实习生听到消息后，带着好奇心去看望陈某，到达陈某所在的病房后，其中一位医生实习生当着同一病房其他两名女患者的面直接征求患者的意见："听说你是男性假两性畸形患者，能让我们检查一下吗？"陈某面色通红，难过地说不出话，接着掩面大哭，几位医生实习生看到此情景，惊慌离开病房。同一病房的两名女患者感到尴尬，并以同男性患者住在一起而向医生提出抗议。

请对此案例中医生实习生的行为和两名女患者的抗议进行伦理分析。

（朱庆欣）

第六章

临床与预防医学伦理

【学习内容提炼，涵盖重点考点】

第一节 临床辅助诊疗伦理

一、临床辅助诊疗中的医德原则

1. **患者健康利益第一的原则** 是临床诊疗工作中最基本的原则。
2. **最优化原则** 在选择诊疗方案时选择以最小的代价取得最大效益的决策原则。
3. **知情同意原则** 医护人员要为患者配合诊治提供其做决定所需的足够信息（如诊疗方案、预后及可能出现的危害等），让患者在权衡利弊后，对医护人员所拟订的方案做出同意或否定的决定。
4. **身心统一原则** 是指医护人员在诊疗过程中把患者看作一个身心统一的整体。
5. **生命神圣、生命质量及生命价值统一原则** 医护人员在诊疗过程中，在尊重患者的生命神圣的前提下，必须同时兼顾到患者的生命质量和生命价值，坚持这三者相结合的辩证统一原则。
6. **协同一致原则** 是指在诊疗过程中医护人员之间、专业相互之间和科室相互之间的有关临床各科室，必须通力协作、密切配合和团结一致，共同为患者的康复而努力。

二、临床诊断中的道德

(一) 询问病史的伦理要求

询问病史是医生通过与患者、患者家属或相关人员的交谈，了解疾病的发生、发展过程、诊疗情况及患者既往健康状况和曾患疾病情况。

1. 举止端庄，态度热情。
2. 语言亲切，用词得当。
3. 耐心倾听，正确引导。
4. 认真思考，科学判断。

(二) 体格检查的伦理要求

体格检查则是医生运用自己的感官和简便的检查器械（如听诊器等）对患者身体状况进行初步检查的方法。

1. 关心体贴，减少痛苦　关心体贴患者是取得患者合作的前提。
2. 全面系统，周到细致　全面系统的检查是避免漏诊、误诊的基础，也是医生基本素质的重要体现。
3. 尊重患者，心正无私　尊重患者、心正无私就是要求医生在体格检查中思想要集中，要根据专业界线依次暴露和检查一定部位，同时要充分理解患者的心理。

(三) 辅助检查的医德要求

辅助检查包括实验室检查和特殊检查，它是借助于化学试剂、仪器设备及生物技术等，对疾病进行检查和辅助诊断的方法。辅助检查中要遵守以下道德要求：

1. 适宜有用　从病情的诊疗需要出发，不做无关的无诊断意义上的检查，更不能为了追求个人或者医院的利益给患者做不需要的检查，杜绝重利轻义的行为。
2. 操作规范　在检查中，医护人员要严格执行操作规程。要依据辅助检查的程序和原则办事：简单检查先于复杂检查；无创检查先于有创检查；费用少的检查先于费用高的检查。

3. 全面分析　辅助检查是临床诊断的辅助手段，其结果也只是参考性的。医生必须将辅助检查的结果同病史、体检资料一起综合分析，才能做出正确诊断。

三、临床治疗中的道德

(一) 药物治疗的医德要求

1. 明确诊断，合理用药　明确疾病的性质和疾病的严重程度，并据此确定当前用药所要解决的问题，从而选择有针对性的药物和合适的剂量，制定适当的用药方案。

2. 合理配伍，节约费用　掌握药物配伍的禁忌，限制药位数。在用药过程中，应全面考虑影响药物作用的一切因素，扬长避短。

3. 循章守法，规范核查　医生要认真执行《执业医师法》《药品管理法》《处方管理办法》及《医疗机构管理条例》等法规及制度。

(二) 手术治疗的医德要求

1. 手术前的医德要求　严格手术指征，坚持知情同意，做好术前的准备。

2. 手术中的医德要求　关心患者，操作严谨，团结协作。

3. 手术后的医德要求　严密观察，精心护理，注重术后心理治疗。

(三) 心理治疗的医德要求

心理治疗，又称精神治疗，是用心理学的理论和技术治疗患者情绪障碍与矫正行为的方法。在心理治疗中，医护人员应遵循以下要求：

1. 掌握和运用心理知识、技巧开导患者　掌握心理治疗的知识，正确地疏导患者，在诊疗中可以取得较好的效果。

2. 要有同情和帮助患者的诚意　通过耐心地解释和鼓励，使患者改变原来不正确的态度和看法。

3. 以健康、稳定的心理状态影响和帮助患者　医护人员自身的基本观点、态度必须健康、正确；还要保持愉快、稳定的情绪，才能影响和帮助患者，以达到改善患者情绪的目的。

4. 要保守患者的秘密、隐私　患者向心理医生倾诉的资料，特别是秘密或隐私，不得随便张扬；但医护人员发现患者有伤害他人或有自伤的念头时，在患者事先知道的情况下，可以转告其家人或他人。

（四）康复治疗的医德要求

1. 理解与同情　医护人员要理解、同情和尊重他们，要用高尚的道德情操去唤起患者战胜疾病的乐观情绪，调剂其大脑及整个神经系统的功能，并充分发挥机体的潜能，更有效地适应外界环境和增强与疾病作斗争的抵抗能力。

2. 关怀与帮助　医护人员要关心和鼓励患者，增强他们重返社会的信心与毅力，使他们从被动治疗转为主动治疗，以达到康复治疗的目的。

3. 联系与协作　在康复治疗中，医护人员要密切联系，加强协作，出现矛盾要及时解决，共同为达到患者的康复目标而尽职尽责。

四、某些特殊诊疗中的医学道德

（一）急诊科诊疗中的医学道德

1. 必须有急患者所急的紧迫感　树立"时间就是生命"的强烈观念，坚持急诊优先的原则。

2. 必须有"死里求生"的责任感　尽可能选择安全有效、风险小、损伤少的抢救治疗方案，不随意冒险。

3. 必须有敢担风险、团结协作的使命感　多学科、各类专业通力协作，形成一个优化组合的集体，以提高危重患者抢救的成功率。

（二）精神病诊疗中的医学道德

1. 精神病诊疗工作的特殊性　配合诊治的困难性；病房管理的复杂性；治疗效果的反复性。

2. 精神科的医德要求　尊重患者的人格和权利；对疾病慎重作出诊断；精心选择治疗原则；采取开放型的综合治疗。

（三）老年病诊疗中的医学道德

1. 信守心理相容的原则　尊重、理解他们，注意自己的言谈举止和思想气质。

2. 要慎重选择医疗手段　医护人员应根据老年患者生理上和心理上的特点及其病情，选择疗效最佳、代价和风险最小的方案加以施治。

3. 要根据病情谨慎用药　给老年人用药应注意以下四点：①综合考虑病情，尽量选用排泄快、毒副作用小的药物；②要尽量避免长期用药；③为了减少不必要的多种联合用药，在不延误病情和影响疗效的前提下，用某些安慰剂以取代某些药物；④要严密观察用药的效果。

4. 要积极开展老年病学研究　面对全球人口老龄化的发展趋势，积极开展老年病学研究。

（四）妇产科、儿科诊疗中的医学道德

1. 妇产科诊治中的医德要求
（1）要理解、同情、关心和体贴患者。
（2）要有不怕苦、不怕脏和不怕累的献身精神。
（3）要有冷静、果断、认真负责的工作作风。
（4）要有保护妇女儿童身心健康的责任感。

2. 儿科诊治中的医德要求
（1）要有耐心、细致的工作作风。
（2）要有对患儿终身负责的精神。
（3）要有治病育人的责任感。
（4）要严格防止交叉感染。

第二节　预防医学伦理

一、预防保健与医学道德

（一）预防保健的含义及目标

预防保健的含义：健康在预防医学中具有双重含义，一是预防医学的目的是健康；二是预防医学实施的对象是健康人群，而不是个体。

1. 农村初级卫生保健工作目标

(1) 加强公共卫生工作，坚持预防为主的方针，加强农村疾病预防控制，做好农村妇幼保健工作，大力开展爱国卫生运动，推进"亿万农民健康促进运动"。

(2) 建立以公有制为主导的社会化农村卫生服务网络。

(3) 建立以大病统筹为主的新型农村合作医疗制度。

(4) 加强县级预防保健机构建设，积极引导乡镇卫生院转变服务模式，以其卫生服务为重点，做好预防、保健和基本医疗服务的工作。

(5) 积极开展城市卫生支援农村卫生活动，采取人员培训、技术指导、巡回医疗、设备支援等方式，帮助农村卫生机构提高服务能力，早日实现农村初级卫生保健的规划目标。

2. 城市卫生保健工作目标

(1) 认真做好食品卫生、环境卫生、职业卫生、放射卫生和学校卫生工作。

(2) 继续开展创建卫生城市活动，重视健康教育，增强市民的卫生文明意识，坚持开展除"四害"（蚊虫、苍蝇、老鼠、蟑螂）活动，以预防和减少疾病的发生。

(3) 依法保护重点人群健康，加强妇幼保健工作，积极开展老年保健、伤残预防和残疾人的康复工作等。

(二) 预防保健工作的特点、内容及原则

1. 预防保健工作的特点

(1) 社会性：预防保健工作的面很广，包括预防传染病、地方病、职业病、保护环境及预防因环境破坏而引发的疾病等，既要制定预防疾病流行的对策并组织实施，还必须争取全社会的支持。

(2) 多学科性：预防保健医学涉及生态学、地质学、遗传学、社会学、管理学、伦理学等多种学科。

(3) 群体性：预防保健工作的服务对象在多数情况下是健康人或受感染威胁的人；服务对象不仅是个别患者，而且是整个社会群体。

2. 初级卫生保健的内容及原则

(1) 初级卫生保健的内容：初级卫生保健是指为患者提供初诊和复诊机会的方式。主要内容有：改善食品的供应；保持基本的环境卫生；主要传染病的预防和免疫接种；妇幼保健和计划生育；地方病和流行病的预防和控

制；常见病的妥善处理；基本药物的供应；培养形成个人保健能力。

（2）初级卫生保健原则：①社会公正原则；②政府政策导向原则；③人人健康原则。

（三）预防保健工作者的医德要求

1. 热爱本职，乐于奉献。
2. 极为负责，严谨求实。
3. 晓之以理，主动服务。
4. 深入实际，防治结合。
5. 分工协作，服务社会。

二、预防医学某些领域中的医学道德

（一）生态环境保护的道德

1. 提高全民族环境保护意识。
2. 依法做好监督监测工作。
3. 积极开展防治环境污染的科学研究。

（二）传染病防治的道德

1. 要具有无私奉献精神。
2. 要注意保护易感人群。
3. 要做好国境卫生检疫工作。
4. 认真贯彻和执行《传染病防治法》。

（三）劳动卫生与职业病防治的道德

1. 认真执行《劳动法》和《职业病防治法》。
2. 积极开展卫生监督监测。
3. 探索和研究防治中的新问题。

（四）食品卫生管理的道德

1. 要普及宣传《食品卫生法》知识。

2. 要在贯彻《食品卫生法》过程中从严执法。

第三节 农村卫生工作的伦理

一、农村卫生工作的概况

从总体上看，农村卫生工作仍然比较薄弱，为此，保护和促进广大农村人口的健康是卫生系统的第一要务，是落实科学发展观提出的"以人为本"的重要标志。

二、农村卫生工作特点

1. 农村卫生工作的艰巨性　①农民的保健意识差；②农民自身文化素养较低，存在某些落后、愚昧和不健康的风俗习惯与生活方式；③农村健康教育落后。
2. 农村卫生资源的有限性　目前农村的经济还比较落后，卫生条件差，加上乡镇企业发展带来的农村环境污染较严重，使不少地区的卫生状况和缺医少药现象还没有根本改变。
3. 农村卫生工作任务的多重性　农村卫生工作者，特别是乡村医生，既担负着诊治疾病的任务，又肩负着卫生防疫、妇幼保健、计划生育、爱国卫生、健康教育等任务，同时还要当好县乡村领导卫生工作的参谋。

三、农村卫生人员的医德要求

1. 要树立长期为"三农"服务的思想。
2. 要有艰苦奋斗的精神。
3. 要廉洁行医。
4. 要贯彻防治结合、预防为主的方针。
5. 要不断学习新知识和新技术。

【模拟试题测试，提升应试能力】

一、名词解释

1. 知情同意原则　　2. 手术指征　　3. 协同一致原则
4. 身心统一原则

二、填空题

1. 预防保健工作者的医德要求包括＿＿＿＿；＿＿＿＿；晓之以理，主动服务；＿＿＿＿；＿＿＿＿。

2. 在农村卫生服务工作中要转变服务观念，变"＿＿＿＿"为"＿＿＿＿"，开发农民健康需求，提供＿＿＿＿、＿＿＿＿、＿＿＿＿服务，从＿＿＿＿转到＿＿＿＿和＿＿＿＿。

3. 精神病患者同其他患者的病因、症状和体征不一样，其特殊性有以下几方面：＿＿＿＿；＿＿＿＿；＿＿＿＿。

4. 手术治疗与其他疗法相比的显著特点是：＿＿＿＿、＿＿＿＿以及＿＿＿＿。

5. 我国卫生工作的基本方针是"＿＿＿＿、＿＿＿＿"。

6. 2004年8月28日，全国人大常委会通过了新修订的《＿＿＿＿》。

7. 开展创建卫生城市活动，重视健康教育，增强市民的卫生文明意识，坚持开展除＿＿＿＿、＿＿＿＿、＿＿＿＿、＿＿＿＿的"四害"活动，以预防和减少疾病的发生。

8. 临床上治疗效果如何，一方面依靠＿＿＿＿的合理性，另一方面依靠＿＿＿＿的合理性，才能实现医疗目的，使疗效达到最佳效果。

三、选择题

1. 预防接种中的护理伦理范围不包括（　　）

A. 心理护理，治病育人　　B. 尊重科学，实事求是
C. 认真负责　　　　　　　D. 团结一致，通力协作
E. 满腔热情

2. 关于预防保健中的护理伦理规范，下面哪一项是不准确的（　　）

A. 爱岗敬业，无私奉献　　B. 关爱患者，精心治疗

C. 科学严谨，实事求是　　D. 团结协作，以身作则

E. 认真负责，通力协作

3. 在临床，对于是否应该继续维持无治疗意义的重症患者的生命发生争议时，必须首先强调哪项原则（　　）

  A. 医疗最优化原则　　B. 生命质量原则

  C. 尊重患者的自主权　　D. 积极救治

  E. 减少患者痛苦

4. 对尊重患者自主权的正确理解是（　　）

  A. 必须听从有地位的患者的决定

  B. 承认患者有权根据自身状况作出理性决定

  C. 此准则适用于患者的所有自我决定

  D. 医生的任何干预都是不道德的

  E. 听从医生的决定

5. 医务人员应尊重患者的自主权，但是当患者要求坚持的"自主权"伤害到患者自身利益或者社会利益时，要求医生（　　）

  A. 放弃自己的责任　　B. 听命于患者

  C. 无需具体分析　　D. 必要时限制患者的自主权

  E. 医生的干预都是不道德的

6. 医护人员为患者保密，不包括（　　）

  A. 患者的既往史　　B. 各种特殊检查和化验报告

  C. 患者有自杀倾向　　D. 患者疾病的诊断

  E. 患者有伤害他人的倾向

7. 对于护理人员而言，手术的关键在于（　　）

  A. 襟怀坦白，实事求是　　B. 术中和术后的护理配合

  C. 保持肃静，关爱患者　　D. 极强的耐力和科学严谨的作风

  E. 心理护理，治病育人

8. 患者李某，女性，27岁，孕4个月，独自一人来院就诊，要求实行人工流产手术，经询问得知该女性有不全流产史。此时，医护人员应重点体现哪方面的护理工作道德要求（　　）

  A. 细致观察，突出重点　　B. 保护女性隐私

  C. 尊重服务对象的知情同意权　　D. 关怀体贴，做好心理护理

E. 详细地分析病情，并尊重患者根据自身状况作出理性决定

四、简答题

1. 临床辅助诊疗中的医德原则有哪些？
2. 简述急诊科诊疗中的医学道德。
3. 简述初级卫生保健的内容与原则。

五、案例分析

1. 孕妇李某，因难产而生命垂危被其丈夫送进医院，入院时已经神志不清，面对身无分文的孕妇，医院决定免费入院治疗，在抢救李某的同时，医院告知李某的丈夫剖宫产手术是目前治疗李某的唯一方法，并请其签署手术同意书，但是李某丈夫竟然拒绝在医院的剖宫产手术通知单上签字。焦急的医生、护士束手无策，为了让李某的丈夫签署手术同意书，该医院的院长亲自到场、当地的110支队警察也来到医院，甚至医院的许多患者及家属都出来相劝，然而所有说服都毫无效果，李某丈夫竟然在手术通知单上写："坚持用药治疗，坚持不做剖腹手术，后果自负。"在"遵纪守法"与"救死扶伤"的两难中，医院的几名主治医生只能使用急救药物，不敢"违法"进行剖宫产手术。在抢救了3个小时后，医生宣布孕妇抢救无效死亡。看到妻子真的死去，李某丈夫当场大声哭泣，说要签字给妻子做手术。请对以下问题进行伦理分析：

（1）悲剧之所以发生，责任在于谁？

（2）案例中的事件给我们的启示是什么？

2. 孕妇陈某，孕39周，因腹部疼痛难忍送到产科，医生诊断为：临产并慢性阑尾炎急性发作。决定行剖宫产，并经患者家属签字同意。产科医生在手术操作过程中，为产妇的健康利益着想，根据其实际情况，切除了产妇体内已发生病变的阑尾。事后产妇家属认为医生未经患者家属同意就擅自切除患者阑尾，侵犯了患者的知情同意权，并担心产科医生所做外科手术质量不高，伤口愈合不好。

请问医生的做法有无不妥之处，为什么？

（钟旻昱）

第七章 护理伦理

【学习内容提炼，涵盖重点考点】

第一节 护理工作道德要求

一、护理工作道德的实质及特点

(一) 护理工作道德的实质

尊重人的生命，尊重人的权利，尊重人的尊严，提高生存质量。这"三个尊重"，既是护理的本质，也是护理工作道德的实质。

(二) 护理工作道德的特点

1. 科学性 护理工作要求护士要有科学的头脑、丰富的专业知识、精湛的技术、审慎的态度来做好护理工作。
2. 严谨性 护理工作要求护士要以医学、科学理论为指导，严格执行护理操作规范，严格执行医嘱。
3. 广泛性 随着医学模式和现代护理学的发展，护理工作的范围不再局限于医院和门诊，而是扩大到了社会，从而使护理工作具有服务范围广、内容多且庞杂、具体的特点。
4. 艺术性 护理工作要求护士仪表端庄、语言良好，能布置优雅的病房环境，给患者创造一个良好的就医环境，促进患者的康复。

5. 协调性　护理工作要求护士不仅为治疗工作的开展创造适宜的环境和条件，还为医生制定和修正医疗方案提供依据。

(三) 护士的职业形象和品格

1. 护士的标准形象　衣着整洁，态度可亲，性格开朗，语言谦逊，精神饱满，步履轻捷，动作轻柔，观察敏锐，反应灵敏。

2. 护士的形象和品格
（1）自爱：就是先热爱自己的职业，然后热爱自己的声誉。
（2）自尊：就是尊重自己和尊重自己的职业与选择。
（3）自重：就是要注意自己的言行。
（4）自强：就是在思想道德上和业务上要具有积极进取、自强不息的精神。

二、护理工作道德的原则与规范

(一) 护理工作道德的原则

1. 护理工作道德的基本原则　防病治病，救死扶伤，实行社会主义人道主义，全心全意为人民服务。

2. 护理工作道德的具体原则　护理工作道德的具体原则包括：①自主原则；②不伤害原则；③公正原则；④行善原则。

(二) 护理工作道德的规范

1. 含义　护理工作道德规范是护理人员在护理实践中道德关系的普遍规律的概括和反映，是在护理工作道德原则指导下的具体行为准则，也是培养护理人员道德意识和道德行为的具体标准，对法律、纪律的调节范围和调节手段起到补充作用，比较全面、广泛地调节护理人际关系。

2. 内容
（1）爱岗敬业，自强自尊。
（2）尊重患者，同情关心患者。
（3）态度认真，技术求精。
（4）举止端庄，言语文明。

（5）廉洁奉公，遵纪守法。
（6）互尊互学，团结协作。

（三）护理工作道德的范畴

1. 含义　护理工作道德范畴是道德规范在护理活动中的具体运用，是护理工作道德现象的总结和概括。它反映了护理人员与患者、护理人员之间及护理人员与其他医务人员，以及社会成员之间最本质、最重要、最普遍的道德关系。

2. 内容　包括权利、义务、情感、良心、荣誉、幸福、审慎、保密。

3. 表现　护理职业的荣誉感、护理病人的同情感、护理过程的责任感和护理人员自身言行艺术性的美感。

第二节　基础护理与系统整体护理伦理

一、基础护理的道德要求

基础护理是护理工作中带共性的生活服务与技术服务，以及有关患者情况的各种护理资料的记录和收集。其对患者健康的恢复有着极其重要的作用。

（一）基础护理的特点

1. 经常性　基础护理是每天例行的常规工作，而且在时间上都有明确的规定。

2. 连续性　基础护理工作昼夜24小时连续进行，护士通过口头交班、床边巡回交班及交班记录而换班但不停岗，时刻都不离开患者。

3. 协调性　医护之间、护士之间、护士与其他科室医护人员之间要相互配合、协调一致，这也是提高基础护理质量的必要条件。

4. 科学性　护士应科学地采取相应的护理措施才能满足患者的需要，以保证患者的尽快康复。

（二）基础护理的道德要求

1. 提高认识，恪尽职守。

2. 热情服务，主动护理。
3. 工作严谨，防止差错。
4. 团结合作，协调一致。

二、系统整体护理的道德要求

系统整体护理是以患者为中心、以护理程序为基础的临床护理模式。

（一）系统整体护理的特点

系统整体护理是以现代护理观为指导，以护理程序为核心，将护理临床业务和护理管理的各个环节系统化的护理工作模式。它具有以下特点：

1. 系统性　系统整体护理是一个系统化过程，把每一个人看成一个系统。
2. 整体性　系统整体护理要求护士要围绕患者这个中心，对患者全面地负责。
3. 全面性　系统整体护理是以患者为中心，把患者看作具有生理、心理、社会、文化及发展的多层面需要的综合体，并且各层面又处于动态变化之中。
4. 专业性　《标准的护理计划》《标准的教育计划》及一系列表格的使用，从而使系统整体护理工作更加专业化，更趋于科学化、标准化。

（二）系统整体护理的道德要求

1. 认真负责，主动服务。
2. 承担责任，团结协作。
3. 刻苦钻研，精益求精。

三、心理护理的道德要求

心理护理是指在护理过程中护士发现有碍于患者康复的心理问题，运用心理学的理论做指导，通过护士的语言、表情、态度、姿态和行为等，去影响或改变患者不正常的心理状态和行为，使之有利于疾病转归和康复的一种护理方法。

(一) 心理护理的特点

1. 程序性　了解患者的基本需求，观察患者的心理反应，收集并分析患者的心理信息，制定相应的心理护理措施，进行心理护理的效果评价。
2. 艰巨性　患者心理问题和心理需要是复杂的、多样的，这就决定了心理护理的艰巨性。
3. 严格性　一是要求护士要具有较高的心理健康水平；二是要求护士要具有丰富的知识和能力；三是要求护士要具有高尚的道德情感。

(二) 心理护理的道德要求

1. 护士要有同情和帮助患者的诚意。
2. 护士要以高度的责任心了解和满足患者合理的心理需要。
3. 护士要保守患者的秘密和隐私。
4. 护士要创造和争取一个有利于患者康复的环境。

第三节　临床护理伦理

一、门急诊护理道德

(一) 门诊护理的特点

1. 管理任务重　护理人员要承担分诊任务，要帮助患者把候诊时间缩短，要组织患者有序地进行就诊，任务相当繁重。
2. 预防交叉感染难度大　门诊患者集中，病种复杂，病情各异，人流往返频繁，空气污浊，患者抵抗力低下，有些传染病患者混杂其中，在就诊前难以及时鉴别和隔离。
3. 服务协作性强　做好患者挂号、候诊、接诊、治疗等各项具体工作，都需要护理人员提供周到的服务。
4. 护理矛盾多　门诊患者待诊时就容易产生焦虑、急躁等心理，加之患者比较敏感，如果护理人员语言生硬、态度冷漠、安排就诊不当、服务不周等，就很容易产生护患纠纷，从而影响正常诊治工作的进行。

(二) 门诊护理道德

1. 热情服务患者，工作高度负责。
2. 技术扎实过硬，作风严谨求实。
3. 尊重服务对象，注重团结协作。
4. 创设优质环境，搞好健康教育。

(三) 急诊护理道德

1. 急患者所急的情感。
2. 敢于负责的态度。
3. 尊重生命的人道主义精神。
4. 密切配合的协作精神。

(四) 危重患者护理道德

1. 迅速机警，反应敏捷。
2. 处理果断，行事审慎。
3. 做事勤快，保持恒定。
4. 理解患者，任劳任怨。

二、手术护理道德

(一) 手术护理的特点

1. **严格性** 手术护理必须严格遵循并执行各项规章制度，工作一丝不苟。
2. **主动性** 手术治疗要求医护人员具有强烈的时间观念，特别是抢救急症和危重患者，争取时间是手术成功与否的关键。
3. **衔接性** 普通手术护理包括术前、术中、术后几个阶段，每个阶段的护理要由不同护理人员担当，而且通过交接班连续进行，各阶段相互衔接，紧密相连。
4. **协作性** 需要医生、麻醉师、护士等各类人员齐心协力，配合默契，才能确保手术顺利完成。其中手术护理人员起承上启下、组织协调现场的作用，既严格把关，又要随机应变，确保协调统一。

（二）普通手术护理道德

1. 术前的护理道德规范

（1）调节心理，消除顾虑：手术确定后患者心情往往很不平静，护理人员应主动地关心、体谅患者，耐心细致地做好心理护理，解除患者的种种疑虑，使患者以良好的心境接受手术。

（2）优化环境，准备周全：为患者创造一个安静、整洁、舒适的待术环境，是手术治疗顺利开展的必要条件。为确保患者手术安全，护理人员要积极主动地做好术前准备，并严格按照操作规程进行。

（3）掌握指征，优化方案：决定是否手术时要慎重、客观、科学。确定手术治疗在当时条件下是相对"最佳"方案。护理人员对此要给予充分的认同，协助医生做好患者的手术知情同意。

（4）知情同意，手续完备：在交代病情及签署手术同意书时，要选择适当的方式、适当的场合，将手术风险、手术方式、术中及术后并发症向患者及家属详细交代清楚。

（5）严格查对，落实患者身份：手术之前必须严格执行查对制度，确定患者的具体身份与手术方案的一致性，以保证手术的正确性。

2. 术中的护理道德规范

（1）保持肃静，安抚患者：护理人员说话要轻，不得谈论与手术无关的话题，保持手术室的严肃与安静；对患者要理解、关心，做到体贴入微，使患者以良好的情绪配合手术，并在良好的气氛中完成手术。

（2）操作娴熟，一丝不苟：护理人员必须技术娴熟，反应敏捷，动作自如，沉着冷静，果断细致；传递器械要眼明手快，准确无误；伤口缝合前要认真清点、核对器械，以防止手术钳、纱布、刀、剪、针等遗留患者体内。

（3）团结协作，勇担风险：护理人员要从患者利益出发，一切服从手术全局的需要，与其他医护人员互相尊重、支持、理解。手术中一旦一方出现差错事故，应该忠诚老实，襟怀坦白，勇于承担责任，不得推卸责任。

（4）精力充沛，作风顽强：护理人员必须有健全的体魄、清晰的头脑和吃苦耐劳的精神，才能够经得起长时间手术的考验。

（5）理解家属，耐心解疑：护理人员哪怕工作再繁忙，也不可冷语相对，应保持和蔼的态度，耐心回答问题，并给予必要的解释，以解除他们的忧虑和不安。

3. 术后的护理道德

（1）严密观察，防范意外：护理人员要严密观察患者，遇到紧急情况，应机智果断，切勿惊慌失措，在力所能及的情况下，争取时间，及时处理。

（2）减轻痛苦，加速康复：护理人员应体察和理解患者心情，勤于护理，从每个具体环节来减轻患者的疼痛，促进患者早日康复。

（三）整形外科手术护理道德

1. 整形外科手术护理的特点

（1）心理护理要求高。

（2）护理内容广泛。

（3）审美意识强。

2. 整形外科手术护理的道德规范

（1）尊重患者，调节心理：了解受术者的心理问题和心理需求，帮助患者缓解焦虑和紧张情绪，平和患者的心态。

（2）关心患者，减轻疼痛：护理人员应该十分关心和理解患者的痛苦处境，根据病情，遵医嘱给予镇痛药物，并经常安慰患者，尽量转移其注意力，鼓励患者克服困难。

（3）不辞辛劳，任劳任怨：护理人员术前要为手术创造条件，术后既要做好手术护理、心理护理，还要做好大量生活护理工作。

（4）钻研进取，精益求精：护理人员应具有生活护理、多学科医学基础知识和护理技能，才能胜任护理工作，这就要求护理人员奋发上进，努力扩大知识面，使护理技术精益求精，才能更好地为广大人民群众服务。

三、特殊患者的护理道德

（一）老年患者护理道德

1. 老年护理的特点

（1）病情复杂多变。

（2）护理任务重。

（3）护理难度大。

（4）心理护理要求高。

2. 老年护理的道德规范

（1）尊重老人，维护权益。

（2）理解老人，热心帮助。

（3）工作耐心，明察秋毫。

（4）做好沟通，积极护理。

（二）女性护理道德

1. 女性护理的特点

（1）心理特殊。

（2）护理责任重大。

（3）涉及面广。

（4）技术要求高。

2. 女性护理的道德规范

（1）态度诚恳，和蔼可亲。

（2）行为端庄，作风严谨。

（3）掌握心理，耐心指导。

（4）工作认真，精益求精。

（5）敏捷果断，敢担风险。

（6）保守秘密，勿露隐私。

（三）婴幼儿护理的道德

1. 婴幼儿护理的特点　婴幼儿在生理、病理、心理、营养、代谢等方面，以及在疾病的发生和发展规律等方面都与成人不尽相同。

（1）生活不能自理：患儿生活不能自理，比较任性，在治疗和护理中往往不予合作，甚至哭喊叫骂，给护理带来很大困难。

（2）沟通能力差：婴幼儿的语言表达能力和理解能力较差，即使年龄稍大一些的患儿也不会或不能完整准确地表达病情、陈述病史，许多情况来自家长的叙述，带有间接性，可靠性差。另外，患儿还不能主动、有效地配合体格检查、诊疗和护理。

（3）耐受力差：婴幼儿稚嫩、幼小，往往接受医护操作的耐受力差，致使护理手段的选择范围小。

（4）免疫力低：婴幼儿生长发育不成熟，免疫系统不完善，抵抗力差，易感染疾病，因而发病率高，起病急，进展快，病情变化大，给护理带来困难和风险。

2. 婴幼儿护理的道德规范

（1）关爱患儿，富有爱心：护理人员对患儿态度要和蔼，了解他们的生活习惯和爱好，对他们轻拍、抚摸及搂抱，使其产生安全感，逐渐和他们建立感情，让他们适应新的环境，从而使患儿配合治疗和护理。

（2）观察细致，工作严谨：幼儿护理人员要善于观察患儿的病情变化，特别是夜间值班不能麻痹大意，对观察结果认真分析、做出判断，及时给医生提供病情变化的信息并共同采取处理措施。

（3）技术求精，处事审慎：护理人员在护理患儿过程中，要求心理素质好，理论水平高，操作技能好，在技术上精益求精。

（4）心理护理，治病育人：护理人员要将高度的责任感贯穿于对患儿认真观察、耐心护理的整个过程中，为孩子们提供力所能及的教育，并注意自己的一言一行对患儿道德品质形成的影响，既要努力尽早使患儿痊愈，又要培养患儿良好的道德品质，尽到治病育人的责任。

（四）精神病患者护理道德

1. 精神病患者的特点

（1）缺乏自知力。

（2）缺乏自控力。

2. 精神病患者护理的道德规范

（1）理解患者，尊重人格：无论患者的表现如何，都应一视同仁，在工作中要注意保护患者的人格尊严不受侵害，除病情和治疗需要外，不要轻易地约束患者，更不能将约束作为报复、威胁、恐吓患者的手段。

（2）保守秘密，恪守慎独：精神病患者的病情复杂，要恪守保护性医疗制度的原则，绝不能向任何无关人员泄露病情隐私。护理人员要恪守慎独，按科学程序自觉、主动、定时、准确地完成治疗护理任务。

（3）举止端庄，作风正派：与患者交往时，态度要自然大方，举止端庄稳重。女医护人员要保持自尊、自重、自爱，对异性患者不可过分的亲近，以免使其产生误解，导致不良后果。

（4）工作严谨，保证安全：精神病患者的护理异常繁杂，要求精细、严谨。护理人员要严格执行病房的管理制度，定期巡回护理，检查病房有无刀、剪、绳、带等危险物品，注意了解患者的心理状况，密切观察患者的行径。要严加防范，保证患者的安全。

（五）传染病患者的护理道德

1. 传染病患者的特点

（1）消毒隔离要求严。

（2）心理护理任务重。

（3）社会责任大。

2. 传染病患者护理的道德规范

（1）热爱专业，勇于奉献：传染科护理人员要把热爱自己的专业同责任感、事业心紧密结合起来，树立无私奉献精神，为传染病的防治作出贡献。

（2）尊重患者，调节心理：传染科护理人员要充分体谅患者，理解他们的苦衷，尊重他们的人格和权利。使患者拥有良好的心境，从而接受治疗和护理，达到尽快康复的目的。

（3）预防为主，服务社会：①积极主动参与预防接种，做好儿童的计划免疫工作及向人民群众普及传染病知识，使人们了解到不文明、不健康行为可以导致传染病；②加强对传染病患者的严格管理和可疑患者的隔离观察，严格执行各项规章制度，按照卫生标准做好消毒灭菌工作，防止交叉感染；③配合卫生员、后勤人员对污水、污物进行妥善处理：污水必须消毒、净化后再排放，对污物集中销毁，患者出院后剩下的物品要做消毒灭菌处理等。

第四节　社区及家庭护理伦理

一、社区护理的道德

（一）社区卫生服务的基本概况

社区卫生服务是一项综合性卫生保健服务，主要面向城乡基层，实行初级卫生保健，其目的是使社区居民防治疾病，增进健康。

（二）社区护理的道德要求

1. 真诚的态度，主动的服务　要求护士要真诚相待，主动地为社区群众服务，热心地为他们查病、防御疾病，用自己的真诚之心感化他们，得到社区群众的认同。

2. 强调慎独，自觉奉献　社区护理人员经常处于独当一面、单独执行任务的状况，这就要求护士具有自觉遵守操作规程和操作规范的道德情操，以及较强的实践能力。

3. 尊重患者，同情关心患者　社区护理人员应尊重患者，同情关心患者，视其如亲人，热心服务，任劳任怨，持之以恒。

4. 良好的语言修养　社区护理工作中，护士应使用文明礼貌用语，良好的语言能起到治疗作用，而粗劣的语言产生的却是致病作用。

5. 互尊互学，团结协作　在社区护理人员之间建立互敬互学、取长补短、同心同德、团结协作关系。

6. 严守规章，遵守纪律　社区护理人员应努力学习法律知识，提高自己守法的意识，以提高社区护理质量。

7. 增强对社区负责的道德责任感　作为一名社区护士，要牢固树立对全社区负责的社区护理道德。

二、家庭病床护理的道德

（一）家庭病床护理的内容及其特点

1. 家庭病床护理的内容
（1）认真执行医嘱，及时到患者家中进行护理和治疗。
（2）观察病情变化，做好各种记录，将有关信息及时报告医生。
（3）传授有关的防病知识和护理知识，指导患者家属做好生活护理和简易的专科护理。
（4）发现传染病人，及时登记，做好疫情报告和消毒隔离工作。
（5）做好患者的心理护理。

2. 家庭病床护理的特点

（1）护理内容的全面性：护士除要做辅助治疗以外，还要深入了解病情，进行心理护理；宣传卫生预防保健、康复知识；提高家庭互助保健和自我护理能力，以促进患者的康复。

（2）护患关系密切：建立家庭病床，体现了医护人员全心全意为患者服务的优良作风，为形成良好的护患关系奠定了基础。

（3）易于开展心理护理：家庭护理能够使护士深入了解患者及家属的心理活动，患者的心理需要和心理问题也易于向护士倾诉，从而为做好心理护理提供条件。

（二）家庭护理的道德要求

1. 热情服务，一视同仁。
2. 不辞辛苦，定时服务。
3. 尊重信仰，慎言守密。
4. 密切协作，目标一致。
5. 自律慎独，优质服务。

【模拟试题测试，提升应试能力】

一、名词解释

1. 护理工作道德范畴　　2. 基础护理　　3. 系统整体护理
4. 心理护理　　　　　　5. 社区卫生服务

二、填空题

1. 为提高生存质量，_____，_____，_____，这"三个尊重"是护理工作道德的实质。

2. 护理工作道德的范畴表现护理职业的_____、护理患者的_____、护理过程的_____和护理人员自身言行艺术性的美感。

3. 基础护理对_____有着极其重要的作用。

4. 系统整体护理是以_____为指导，以_____为核心，将护理临床业务和护理管理的各个环节系统化的护理工作模式。

5. 急诊护理具有_____、_____、_____的特点。

三、选择题

1. 护理工作道德原则是社会主义道德原则在护理领域中的具体体现和运用,是护理伦理具体原则、规范和范畴的（　　）

   A. 总纲　　　　　　　　B. 精髓
   C. 总纲和精髓　　　　　D. 基本要求
   E. 最高要求

2. 护理工作道德规范与护理工作道德原则既有联系,又有区别。护理工作道德规范在护理工作道德规范体系中的地位应该是（　　）

   A. 是独立的系统
   B. 是护理工作道德规范体系中的总纲
   C. 是护理规范体系中的精髓
   D. 是护理工作道德规范体系中的基础内容,是整个体系的框架
   E. 是护理工作道德现象的总结和概括

3. 护理工作道德规范是医学道德的重要组成部分,内容丰富,在护理工作道德规范的内容里,最重要的应该是（　　）

   A. 遵章守纪,恪守慎独　　B. 态度认真,技术求精
   C. 注重形象,文明护理　　D. 热爱专业,忠于职守
   E. 互尊互学,团结协作

4. 基础护理是临床护理实践中最基本的职业活动,对护理人员提出了较高的道德要求。下面与护理人员基础护理工作道德要求不相符的选项是（　　）

   A. 爱心奉献　　　　　　B. 尽力创收
   C. 慎独自律　　　　　　D. 钻研业务
   E. 团结合作

5. 心理护理是护理事业的重要组成部分。由于心理护理的艰巨性,心理护理对护理人员的道德要求也较高。下面与心理护理的道德要求不相符的内容是（　　）

   A. 平等尊重　　　　　　B. 加强沟通
   C. 体贴宽容　　　　　　D. 自我保护
   E. 保守隐私

6. 由于儿科患者的特殊性,医护人员在对患儿的护理工作中要严格地

遵守儿科护理的道德要求。在对患儿护理中医护人员不应该的选项是（　　）

  A. 照护关爱　　　　　　B. 敬业精业
  C. 冷淡对应　　　　　　D. 情感贴近
  E. 处事审慎

7. 老年患者与一般患者相比具有特殊性。在对老年患者的护理中，护理难度更大，道德要求也更高。在对老年患者护理中不应该的选项是（　　）

  A. 尊重老人价值　　　　B. 适当减少服务数量
  C. 细致观察照料　　　　D. 加强有效沟通
  E. 工作耐心

8. 对妇产科患者护理的道德要求与一般患者相比，既有相同又有不同。下面在妇产科患者护理的道德要求中最根本的应该是（　　）

  A. 科学指导　　　　　　B. 忠诚履责
  C. 冷静果敢　　　　　　D. 敬畏生命
  E. 态度诚恳

9. 传染病患者往往不同程度地具有情绪、情感、意志力等方面的扭曲现象。护理人员在对传染病患者的护理中更要严格遵守相关的道德要求。下面与传染病患者护理工作道德要求不符的选项是（　　）

  A. 保护隐私　　　　　　B. 规范操作
  C. 保护隐私重于报告疫情　D. 报告疫情
  E. 尊重患者

10. 急诊工作最突出的特点就是抢救生命，在急诊工作中，对护理人员的道德要求较高。下面与急诊护理人员道德要求不符的内容是（　　）

  A. 尽力而为　　　　　　B. 临危不乱
  C. 技术精湛　　　　　　D. 常备不懈
  E. 任劳任怨

11. 一未婚先孕的少女来妇产科做人工流产手术，护士正确的做法是（　　）

  A. 向少女宣传妇产科最近刚刚引进的无痛人工流产技术，希望她能多介绍需要手术的朋友来院接受服务
  B. 谴责少女对自己身体和胎儿的不负责任，要其深刻反省
  C. 明确向患者指出未婚先孕的危害，指导她树立正确的性观念并采取

妥善的预防措施，并为其人工流产手术提供良好护理服务

D. 为其提供服务，但是要让她认识到未婚先孕是可耻行为

E. 告诉少女要尊重生命，劝其最好能生下孩子

12. 对于具有攻击性的精神病患者，护士采取的恰当护理措施是（　　）

A. 让责任护士与患者朝夕相处，以取得患者信任

B. 通知保卫部门，对精神病患者给予严格看管

C. 同情患者遭遇，密切注意患者举动，提供优质服务

D. 在患者每次出现攻击性行为之后，找身强力壮的男护士对其教训一次

E. 为了安全起见，通知家属接患者出院

13. 手术后，护理人员应遵照医嘱按时给镇痛药，并指导患者咳嗽、翻身或活动肢体，指导患者早期活动，体现了手术后护理伦理要求中的（　　）

A. 严密观察，勤于护理　　　B. 减轻痛苦，促进康复

C. 敏锐观察，细心谨慎　　　D. 提高认识，默默奉献

E. 护理诊断，制定方案

14. 由于患者情况复杂、病情各异，而且人员密集，流动性又大，因此护士要特别重视预防交叉感染的问题，主要体现在（　　）

A. 急诊护理　　　　　　　　B. 精神病科护理

C. 妇产科护理　　　　　　　D. 门诊护理

E. 儿科护理

15. 患者王某，女性，45岁，因胃癌入院治疗，入院后表现焦虑，经常哭泣，护士耐心倾听患者诉说后，与她谈心，使她树立信心。你认为护士的护理措施应当属于的护理范畴是（　　）

A. 临床护理　　　　　　　　B. 专科护理

C. 护理教育　　　　　　　　D. 基础护理

E. 护理保健

16. 抢救危重患者时，护士需要在很短的时间内配合医生完成大量工作，既要迅速，又要谨慎，必须保持清醒的头脑和严谨的作风，临危不乱，这样才能保证抢救工作的有序进行。这就要求护士在护理工作中（　　）

A. 认真负责，不轻易放弃生命

B. 行动审慎，临危不乱

C. 通力合作，共担重任

D. 争分夺秒，抢救生命

E. 钻研进取，技术精益求精

17. 一重症老年患者进入医院门诊，家属以患者年老体弱病情严重为借口，强行插进长长的候诊队伍，引起候诊患者不满，眼看即将引发纠纷，门诊护士的最佳做法是（　　）

A. 耐心劝说老人家属，要求其遵守就诊秩序

B. 护士查看老人病情，然后对候诊患者做解释说服工作，适当安排老人优先就诊

C. 护士请示坐诊医生，请医生决定如何处置

D. 以静制动，根据现场情况采取具体措施：如果其他患者默认了老人患者的插队，就不做处置；如果其他患者不同意，则出面维持秩序，令老人家属排队等候

E. 请示院领导决定

四、简答题

1. 基础护理有哪些道德要求？
2. 系统整体护理对护士有何道德要求？
3. 社区和家庭护理的道德要求有哪些？
4. 临床护理内容有哪些？

五、案例分析题

患者陈某，女性，20岁，因参加火场救火受伤，喉头水肿、呼吸困难而到某县医院急诊就诊。当时，急诊科值班医生因家中有急事临时回家处理，值班护士马上打电话给值班医生，值班医生嘱咐值班护士先给患者进行处理，等他把家中的事情处理完了就返回医院。值班护士准备给患者吸氧，但发现急诊室氧气瓶阀门无法打开，马上到别的科室去借，此时患者已经十分危险，等到氧气瓶借到，值班医生赶回，患者已经不治身亡。请回答以下问题：

1. 此案例中医院及医务人员违反了哪些急诊道德要求？
2. 医务人员应树立怎样的急诊道德思想？

（郭俊巧）

第八章

生命伦理

【学习内容提炼，涵盖重点考点】

第一节 生命伦理学简介

一、生命伦理学的诞生

生命伦理学是伴随着生命科学研究和临床医学的迅速发展，在医学伦理学的基础上诞生的一门新的学科。我国生命伦理学起步于20世纪80年代。

二、生命伦理学的概念和基本原则

（一）生命伦理学的概念

生命伦理学是运用伦理学的理论和方法对生命科学和医疗卫生保健领域内的人类行为进行系统研究的一门学科，是介于生物学、医学、人类学与伦理学之间的交叉学科。

（二）生命伦理学的基本原则

1. 不伤害原则 是不对人的身体、精神及其他方面造成伤害。
2. 有利原则 主要是提高生命科学技术的研究、开发、利用，预防伤害发生，消除已有的伤害，保障当事人合法利益的原则。

3. 尊重原则 主要是对人的尊重，也可以泛化为对人类胚胎及动物等生命形式的尊重。尊重的程度应当有所不同，人是世界上享有最高尊重价值的生命存在。

4. 公正原则 包括分配公正、程序公正和回报公正三方面。

第二节 生育生殖技术伦理

一、计划生育伦理道德

(一) 避孕及其伦理问题

避孕是运用一定的技术阻止妇女怀孕的措施。目前广泛运用的避孕方法有两类：一类是自然控制法；另一类是人工控制法。避孕作为控制生育的重要手段已被大多数人接受，但也产生了伦理争议。

1. 避孕是否会使女性放弃生育义务。
2. 避孕可能引起性混乱。
3. 避孕失败可能导致过多的人工流产。

(二) 人工流产及其伦理问题

人工流产是用人工手段终止妊娠的方式，分为治疗性人工流产和非治疗性人工流产，使用的方式有药物和手术两种。在人工流产问题上存在两种意见。

1. 保守派 认为胎儿是人，具有与成人一样的权利，人工流产是不道德的，甚至是非法的，因而反对任何形式、任何阶段的人工流产。
2. 自由派 认为胎儿不是人，是母体身上的一块组织，因此胎儿没有任何权利，人工流产可以在任何阶段实施。

(三) 绝育及其伦理

绝育是指对男性输精管或女性输卵管实施手术，阻止精子与卵子相结合，起到永久避孕的作用。实施绝育手术应注意的问题：

1. 对未成年人不得实施绝育术。

2. 对受术者应做到知情同意。
3. 自愿绝育者仍需要按一定程序予以申请。

二、优生伦理

(一) 优生学的含义

优生学是应用遗传学原理来改造人类遗传素质的科学，也可以说是研究防止出生缺陷，提高出生素质的科学，它是英国生物学家高尔顿创建的。

(二) 优生学的分类

优生学可分为预防性优生学和进取性优生学的观点。

我国目前优生工作主要是预防劣生，具体措施包括：①普及遗传病知识；②避免近亲结婚；③进行婚前检查；④提倡适龄生育；⑤开展遗传咨询；⑥进行产前诊断；⑦注意产期护理；⑧选择性人工流产等。

(三) 优生学的范畴

1. 临床优生学　是对优生有关的各种医疗措施的研究。
2. 基础优生学　主要是从生物科学和基础医学方面从事优生理论与技术方面的基础研究。
3. 社会优生学　研究人类实现优生学的社会措施。
4. 环境优生学　即优境学，是研究后天环境因素对人体智力和体力各方面影响的一门新型边缘学科。

(四) 优生的伦理问题

1. 增进知识　增进有关人类不同特征遗传本质的知识，并判断这些特征的优劣和取舍。
2. 提出方案　提出旨在改进后代遗传素质的方案。目前有关人类性状遗传的知识仍较局限，只能对某些已确证为有害的习俗和遗传性状采取优生措施。

三、人类辅助生育技术伦理

人类辅助生殖技术是运用医学技术对配子、合子、胚胎进行人工操作，代替自然生殖过程实现受孕的技术。

(一) 人工授精及其伦理问题

人工授精是指用人工的方法将男性的精子注入女性的子宫内，以达到受孕目的的技术，主要用于解决男性精子质量差的不育症。

人工授精引起了一系列伦理问题，目前使用该项技术应符合以下伦理要求：

1. 供精来源　供精来源于精子库，严禁提供新鲜精子，供精须符合双盲要求。
2. 供精者　供精者应是22~45岁的健康男性，没有遗传病和传染病，精液检测合格等。
3. 限量供给　一个供精者的精子最多只能提供给五名妇女受孕。
4. 非商品化　精子不能作为商品进行买卖。

(二) 体外受精及其伦理问题

体外受精俗称"试管婴儿"，它是分别取出精子和卵子，在试管中使卵子受精，培育成胚胎，再将胚胎植入子宫。其关键技术是诱发女性排卵、人工试管受精、胚胎移植。其主要用于解决女性不育症。

体外受精后将出现：胚胎植入妻子的子宫或植入非妻子的子宫（代孕母亲）的情况。由此出现了诸多伦理问题：

1. 如果代孕母亲为获利，子宫将成为商品，可以自由租用，这与人格尊严相背离。
2. 如果代孕母亲怀孕期间终止妊娠怎么办？如果成功分娩后要求抚养孩子又怎么处理？
3. 如果出现母亲为女儿代孕、姐姐替妹妹代孕的情况，孩子出生后会导致人伦关系混乱，可能引发法律与道德问题。

(三) 克隆技术及其伦理问题

克隆技术是无性繁殖，即由单细胞或同一祖先细胞分裂、繁殖而形成的细胞群体或有机群体，这些群体中每一个细胞的基因都是相同的。对克隆人的实验将会给人类社会造成前所未有的伦理问题。

1. 支持克隆人研究的观点　认为：①为了科学研究，有利于科学技术的进步。②为了医学发展，是器官移植的供体来源。③对有性生殖的一种补充。

2. 反对克隆人研究的观点　认为：①克隆人是对人权和人格尊严的挑战。②克隆人违反了生物进化的自然规律。③克隆人扰乱正常的伦理定位。

(四) 我国实施人类辅助生殖技术的伦理原则

1. 知情同意原则。
2. 维护供受双方和后代利益的原则。
3. 互盲和保密的原则。
4. 维护社会公益原则。
5. 严防商品化的原则。

第三节　死亡伦理

一、临终关怀伦理

(一) 临终患者的心理反应及临终关怀的含义

美国医学博士 Tkobler Ross 调查总结了临终患者的心理过程，一般会经历：①否认阶段；②愤怒阶段；③协议阶段；④抑郁阶段；⑤接受阶段。

临终关怀就是由社会团体向临终患者及其家属提供的生理、心理和社会的全面的支持和照护。目的在于提高临终患者的生存质量，使其舒适安宁地走完人生的最后旅程，并使家属得到慰藉和居丧照护。

(二) 临终关怀的特点

1. 服务对象的特殊性　在临终关怀中，医护人员在关怀临终患者的同时，也要关怀临终患者家属。

2. 服务内容的广泛性　临终关怀服务包括医疗、护理、心理咨询、死亡教育等，除减轻临终患者疼痛和心理压力外，还要对其家属进行心理安慰。

3. 服务形式的多样性　英国的临终关怀服务以建立临终关怀医院为主，美国以家庭临终关怀服务为主，目前我国以临终关怀病房为主。

(三) 临终关怀的伦理意义

1. 体现了人道主义精神　临终关怀能让患者在舒适的环境中安详地离开人世，维护死者的尊严，使其亲属在心灵上也得到安慰。

2. 符合社会发展需要　不仅转变了医学模式，而且顺应了人口老龄化的趋势，符合中国国情，是尊老敬老优良传统的充分体现。

3. 是人类文明进步的一种标志　使临终患者和家属都得到全方位的关怀，有利于构建和谐社会，加快了人类文明进程，体现了临终关怀工作者高尚的道德水平。

4. 有利于实行计划生育基本国策　我国独生子女普遍增多，赡养老人的负担加重，临终关怀服务可以减轻老人和独生子女精神负担。

(四) 临终关怀的道德要求

1. 努力控制患者症状，减轻患者痛苦　安慰和关心患者，增加患者的舒适和快乐；强调适当的治疗和医学人文关怀，让患者自己感到得到了医疗照护。

2. 尽力减少患者对死亡的恐惧　医护人员应热情主动与临终患者接触，满足患者的心理需要，帮助患者接受死亡的事实，逐步减少患者对死亡的恐惧。

3. 关心抚慰患者，送完最后一程　医护人员应做到表情亲切，眼神安详，语言恳切，让患者感到关心、体贴和欣慰，以平静的心态面对死亡。

二、脑死亡标准及其伦理意义

(一) 死亡的本质

死亡是人体的器官、组织、细胞等整体衰亡，是人的生命的终结。死亡的本质实际上就是人的整体生命活动的停止，生命本质特征的消亡。

（二）死亡的标准

1. 传统心肺死亡标准　长期以来，人们都是以个体心跳、呼吸停止作为判断生命死亡的标准，也称为心肺死亡标准。

2. 现代脑死亡标准（哈佛标准）　脑死亡是包括脑干在内的全脑功能不可逆转和永久性丧失。

1968年，美国哈佛大学医学院提出了哈佛标准：①对外部的刺激和内部的需要无接受性、无反应性，即不可逆的深度昏迷；②自主的肌肉运动和自主呼吸消失；③诱导反应消失；④脑电波消失（脑电图平直）。在排除体温过低和服用大量中枢抑制药物两种情况外，持续24小时，每次不少于10分钟测定后即可以宣布死亡。

（三）执行脑死亡标准的伦理意义

1. 使死亡标准更加科学　使用脑死亡标准更能准确反映生命的完全终结，也有利于及时抢救假死状态的患者。

2. 有利于合理有效利用卫生资源　执行脑死亡标准可以节约卫生资源，将有助于卫生资源的合理有效利用，减轻家庭和社会负担。

3. 有助于器官移植医学的发展　执行脑死亡标准，临终患者如果自愿捐出有用器官，能让更多需要移植器官的患者重获新生。

三、安乐死及其伦理争论

1984年，荷兰皇家医学会认可了安乐死的三个条件：①该患者必须是主动地并且反复地、认真地和自由地请求安乐死；②该患者必须正在经历着除非死亡之外的任何方法都无法解除的痛苦；③有两名医生同意在这个特殊的病例中实施安乐死。2001年4月10日，荷兰议会上议院通过了安乐死。这标志着荷兰是世界上第一个安乐死合法化的国家。

（一）安乐死的含义

安乐死是对患有不治之症的患者在濒临死亡时，由于精神和身体的极度痛苦，在患者或家属的合理要求下，经医生鉴定认可，用人为的医学方法使患者在无痛苦状态下死亡的全过程。

安乐死的目的在于避免死亡的痛苦折磨，代之以相对舒适和幸福的感受。安乐死是对死亡方式的选择，即是选择安乐死亡还是痛苦死亡。

安乐死的对象仅限于濒临死亡的垂死患者。

（二）安乐死的分类

1. 主动安乐死　它是医护人员或其他人在无法挽救患者生命的情况下采取主动措施结束患者生命或加速患者死亡的过程。按照患者的意愿和执行者的不同，分为三种情况：①自愿——自己执行的主动安乐死；②自愿——他人执行的主动安乐死；③非自愿——他人执行的主动安乐死。

2. 被动安乐死　它是终止维持患者生命的一切治疗措施，使其自行死亡的过程。按照患者的意愿又分为两种情况：①自愿被动安乐死；②非自愿被动安乐死。

（三）安乐死的伦理争论

1. 反对安乐死的观点
（1）医生的职责是救死扶伤，延长患者的生命，而安乐死是变相杀人。
（2）生命是神圣的，生存是人的基本权利，安乐死不符合人道主义基本原则。
（3）只要生命存在，就有治愈的希望，治疗危重患者有利于科学研究，安乐死无益于科学进步。
（4）安乐死是消极的生命态度，是悲观绝望的生命观。

2. 赞成安乐死的观点
（1）死亡是必然的，安乐死可以减少临终前的痛苦折磨。
（2）人的生命应该是有价值的，安乐死让无价值的患者终止生命是对社会最大的价值。
（3）有利于合理调整卫生资源。
（4）符合尊重原则，人有选择死亡的权利。

四、尸体料理及其伦理意义

(一) 尸体料理的含义

尸体料理是对临终患者实施整体护理的最后步骤，也是临终关怀中的一项重要内容。

尸体料理的目的是保持尸体清洁无味、五官安详、肢体舒展、位置良好、易于鉴别。

(二) 尸体料理伦理规范

1. 敬重死者，料理尽心　护理人员务必做到严肃、认真、及时、细致，不能随便摆弄或轻易暴露尸体，更不能表现出麻木不仁、熟视无睹，甚至在尸体旁谈笑风生、嬉笑打闹。

2. 遗嘱遗物，妥善处理　护理人员应具有法制观念，并抱着对死者及其家人负责的态度，妥善保管和处理遗嘱和遗物。

3. 劝慰解释，安抚家属　护理人员应以同情、理解的态度，通过认真、细致的尸体料理及真诚的劝解，使其精神得以慰藉。

4. 尊重他人，减少恶性刺激　护理人员应将患者临终前移至单人病室或屏风遮挡，避免对其他患者造成不良刺激。

5. 保护环境，对社会负责　护理人员必须严格遵循隔离消毒原则对死者用物、病室环境进行彻底消毒及进行尸体料理，以防传染源的传播。

【模拟试题测试，提升应试能力】

一、名词解释
1. 克隆技术　　2. 临终关怀　　3. 生命伦理学　　4. 安乐死
5. 优生学　　　6. 尸体料理　　7. 死亡　　　　　8. 绝育

二、填空题

1. 2001年4月10日，_____通过了安乐死法。这标志着_____是世界上第一个安乐死合法化的国家。

2. 我国生命伦理学起步于_____。

3. 目前广泛运用的避孕方法有两类：一类是_____；另一类是_____。

4. 优生学是英国生物学家_____创建的。

5. 供精者应是_____岁的健康男性，一个供精者的精子最多只能提供给_____名妇女受孕。

6. 在排除_____和_____两种情况外，持续 24 小时，每次不少于 10 分钟测定后即可以宣布死亡。

7. 安乐死的对象仅限于_____。

8. 尸体料理的目的是保持_____、五官安详、_____、_____、易于鉴别。

三、选择题

1. 是否实施安乐死，应首先考虑（   ）

   A. 家属的利益　　　　　　　　　　B. 患者的利益

   C. 他人的利益　　　　　　　　　　D. 社会的利益

   E. 医院的利益

2. 脑死亡标准的伦理学意义具体体现为（   ）

   A. 为处置植物人提供科学依据

   B. 有利于减轻家属的负担

   C. 有利于人们从整体上认识死亡

   D. 能激励人们努力工作

   E. 能激励人们珍视生命

3. 关于单身妇女的人工授精，正确的是（   ）

   A. 不得为单身妇女实施人工授精

   B. 可允许给处于永久同居关系的妇女实施

   C. 可允许给孀居的单身妇女实施

   D. 可允许给有爱心并愿意负起养育子女责任的单身妇女实施人工授精

   E. 可允许给有能力负起养育子女责任的单身妇女实施人工授精

4. 我国实施人类辅助生殖技术的伦理原则，不包括（   ）

   A. 维护供受双方和后代利益的原则　　B. 知情同意的原则

   C. 安全有效的原则　　　　　　　　　D. 严防商品化的原则

   E. 互盲和保密的原则

5. 目前,我国禁止的生殖技术是（　　）

A. 异源人工授精　　　　　　B. 体外受精

C. 宫腔内人工授精　　　　　D. 生殖性克隆人

E. 同源人工授精

6. 人体实验的道德原则中维护受试者利益指（　　）

A. 人体实验应该是没有风险的

B. 人体实验应该预测到所有的风险和价值

C. 人体实验的危险应该是很小的

D. 人体实验的危险不能超过实验带来的利益

E. 人体实验必须以不损害受试者的健康为前提

7. 生命伦理学的基本原则不包括（　　）

A. 有利原则　　　　　　　　B. 尊重原则

C. 公正原则　　　　　　　　D. 有效原则

E. 不伤害原则

8. 现代生命伦理学遇到的许多尖锐的伦理问题均与生命价值原则有关。下面与生命价值原则无关的选项是（　　）

A. 医院的大处方、滥检查　　B. 急诊患者的救治

C. 残疾新生儿处置　　　　　D. 安乐死

E. 活体器官移植

9. 临终关怀最主要的目的是（　　）

A. 为临终患者进行死亡教育　B. 为临终患者止痛

C. 延长临终患者的寿命　　　D. 提高临终患者的生命质量

E. 为家属提供心理支持

10. 对处于临终期的患者,也应尊重其知情权。下列做法不正确的是（　　）

A. 当临终患者要求获悉病情真相时,医护人员必须保持一致的态度

B. 一定不能告诉临终患者实情

C. 如果患者没有获悉病情的意愿,则不可主动告知

D. 应考虑临终患者个体差异

E. 允许临终患者参与治疗与护理方案的制定

11. 现代脑死亡标准不包括（　　）

A. 不可逆的深度昏迷　　　　B. 自主呼吸消失
C. 心脏停搏　　　　　　　　D. 脑干反射消失
E. 脑电波消失

12. 对不可逆转并且濒临死亡的危重患者，医护人员应该（　　）
    A. 实施临终关怀　　　　　　B. 尊重患者家属的意愿
    C. 不惜一切代价治疗和抢救　D. 实施主动安乐死
    E. 实施被动安乐死

13. 主动安乐死的客观特征是（　　）
    A. 非自愿　　　　　　　　　B. 自愿
    C. 作为　　　　　　　　　　D. 不作为
    E. 停止治疗

14. 患者死亡后，护理人员应对死者尸体进行料理，下列关于尸体料理的描述不正确的是（　　）
    A. 保持尸体五官安详、肢体舒展
    B. 给予家属心灵的安慰
    C. 体现了对死者的尊重
    D. 是临终关怀结束以后的内容
    E. 体现了人道主义精神和崇尚的职业道德

15. 经抢救无效死亡，护士处理患者遗物的做法哪项不妥（　　）
    A. 遗物应由家属清点
    B. 家属不在，护士清点后自己保管
    C. 无家属者，由护士长清点后交给死者工作单位负责人
    D. 贵重物品应列出清单
    E. 将贵重物品及清单交护士长保管

16. 关于临终关怀的伦理意义，错误的是（　　）
    A. 体现人道主义　　　　　　B. 人类文明进步
    C. 提高生命质量　　　　　　D. 延长了患者生命
    E. 生命和死亡观念的转变

17. 关于人工授精可能引起的伦理学问题，错误的是（　　）
    A. 精子商品化　　　　　　　B. 谁是孩子的父亲
    C. 谁是孩子的母亲　　　　　D. 是否应给未婚妇女进行人工授精

E. 对婚姻关系的影响
18. 一个供精者的精子最多只能提供给____妇女受孕（   ）
A. 一名   B. 五名
C. 四名   D. 两名
E. 六名

四、简答题

1. 脑死亡的哈佛标准是什么？
2. 我国实施人类辅助生殖技术的伦理原则是什么？
3. 体外受精会出现的伦理问题有哪些？
4. 尸体料理伦理规范是什么？

五、案例分析

患者张某，男性，21岁，大四学生。他到医院泌尿科就诊，请求为他进行输精管结扎术，并说这是经仔细考虑后决定的，而且还在当地的精子库留下了精子，因此愿意承担以后有可能后悔而改变初衷的风险。医生听后非常震惊，拒绝为其进行手术，并解释：你年纪很轻又没有结婚，以后可能要后悔的。患者对医生的拒绝极为不满。请问医生未满足患者的要求是否道德？为什么？

（郭俊巧）

第九章 医技伦理

【学习内容提炼，涵盖重点考点】

第一节 医技工作概述

一、医技工作的范畴

医技工作主要是指运用专门的诊疗技术或仪器设备，协同临床科室诊断疾病的技术工作，比如影像、药剂、检验、病理、放射、理疗、血库、营养、供应、高压氧舱、激光、超生、卫生检疫等。

二、医技工作的特点

1. 较强的专业性　医技科室的分工越来越细，专业化倾向也越来越强。先进仪器设备的使用，更要求医技人员具有高度的专业性。
2. 服务的广泛性　医技工作为各临床医疗科室提供诊疗依据或配合治疗，直接或间接为门诊、急诊和住院患者提供技术服务，同时也为全院的科研和教学服务。
3. 与临床科室的协同性　医技工作为患者诊断治疗提供客观依据，协同临床科室为患者服务。
4. 设备的使用和管理的一体性　医技科室诊疗设备多、更新周期短、要求条件高，医务人员既要有效利用设备、发挥设备的经济效益和社会效益，又要管理、维修和保养已购的设备。

5. 自身防护和社会防护的统一性　在加强医技人员自身防护的同时，要考虑到社会防护，对那些有毒、有害和放射性物质要加强管理，并在排放前进行无害化处理。

三、医技与患者的关系及特点

医技与患者的关系是指所有参与医技工作的医院相关职工与患者及其社会联系之间的关系。

医技与患者关系的特点：

1. 目的的专一性　医技工作最终目的与临床诊疗是一致的，辅助临床医生共同诊治患者疾病，达到康复的目的。

2. 地位不均衡性　在与患者交往中，医生担当主导角色，患者服从医生的指令，配合医生的治疗。

3. 特殊的亲密性　出于诊治的需要，患者需要将某些个人隐私、秘密提供给医技人员，医技人员应为其保密。

4. 无选择性　医技人员要平等对待所有患者，一视同仁。

5. 情感的中立性　医技人员应当对患者关心和热情，但又不能情感过于强烈，应与患者在情感上保持一定距离。

四、医技工作的伦理要求

1. 做好本职工作，实现职业价值　每个医技工作者只有在做好本职工作的同时，努力提高专业技术和综合素质，加强职业道德修养，才能更好地实现医技工作的价值和自我价值。

2. 提高专业技能，优质服务　医技工作的质量和水平如何，直接影响着对疾病的诊断和治疗效果，直接反映了整个医院的医疗水平和质量。

3. 积极辅助，主动沟通　在对疾病的诊治和科研的过程中，充分发挥医技工作人员的专业特长，积极辅助，主动与医护人员沟通和交流，才能促进医疗质量的提高。

第二节 影像伦理

一、医学影像技术工作的特点

1. 诊治并行，以诊断为主　医学影像工作者必须了解患者的病史和临床表现，掌握一定的诊治知识，结合临床更好地为患者服务。
2. 独立与群体协作结合，独立操作为主　从仪器操作到出报告常常是由一人独立完成，但有些诊断和治疗需要多位医生协同参与及护士的配合才能完成。
3. 利害并存，依法防护　各种放射技术和放射物品在给人们带来福音的同时，也不可避免地会给人们带来一定的伤害。

二、医学影像技术的伦理要求

1. 举止端庄，理解尊重患者　医学影像工作者要能理解尊重患者，对受检者进行心理安慰、耐心指导，消除他们的被动和恐惧心理，以取得患者的支持和配合。指导患者时，语言要礼貌，动作要轻柔；检查异性患者时，要请第三者在场，态度严肃，举止庄重。
2. 严格执行医嘱，操作熟练准确　影像技术人员在进行操作时，一定要严格执行医嘱，准确无误地进行操作；严格执行核对制度。
3. 落实防护措施，爱护设备　尽可能地减少放射线对人体的危害，防止污染环境，定期对环境进行放射性污染的检测。
4. 扩大知识面，主动配合　医学影像工作者必须扩大自己的知识面，尽量多地掌握现代医学知识；主动介绍检测项目或治疗手段的特性，指导临床医师的正确选择和使用。
5. 严谨求实，一丝不苟　医学影像技术工作者要尊重客观事实，严格遵守应该实行的操作规程和查对制度；不凭经验随意下结论；定期对仪器进行检查、维修和保养。

第三节 药剂伦理

一、药剂工作的任务

按照国家药政管理法规和医院有关规定，规范管理全院的中西药品，按照临床要求保证准确无误地调配、制备和供给安全、有效的合格药品；积极宣传用药知识，监督临床和指导患者合理、科学地用药；配合临床进行新药品、新剂型研制等。零售药店的药剂人员还担负着药品的购入、卖出及接受咨询和指导合理用药的任务。

二、药剂工作的道德要求

保证药品质量和患者用药安全是药剂人员必须具备的最基本的医德。

1. 严肃认真、文明服务　药剂人员要态度和蔼，对患者高度负责。
2. 坚持原则，严守制度　药剂人员要严守《中华人民共和国药品管理法》的规定。规范毒、麻类药品的使用、保存和管理。
3. 严守规程，认真操作　药剂人员首先要做到细致审方，认真审阅药物的剂量是否合理。同时还要严格执行"三查八对"，耐心准确地按药方向患者告知药物用法及注意事项。
4. 保质保量、廉洁奉公　药剂人员要保质保量发放药品，严格遵守药品采购管理规定，避免药物滥用危害患者利益，更好地为医疗、临床、科研及教学服务。
5. 提倡协作，密切配合　药剂人员应主动与临床各科室加强联系，相互协作，密切配合。

第四节 检验伦理

一、医学检验工作的内容

医学检验人员的主要任务是收集和采集人体血液、体液、排泄物和人体组织的检验标本，进行技术操作和发送检验报告单，及时为疾病的预防、诊断、治疗及预后提供客观依据。

二、医学检验的特点

1. 标准化　为了使化验结果科学、准确，医学检验的方法、数据都有各自的标准化模式，用于检验、参考和结果分析。
2. 智能化　随着整个社会科技水平的提高，医学检验中高科技的检验设备和手段使得医学检验的方法更加快捷、准确。
3. 危险性大　检验标本可能具有传染性，所使用的化学试剂大多数具有易燃、易爆和剧毒性。

三、医学检验工作中的伦理要求

1. 认真遵守操作规程，谨慎操作　检验人员必须认真遵守操作规程，谨慎操作，坚持执行"双核对"制度，保证检验工作质量。
2. 认真对待检验结果，精益求精　坚持原则、尊重科学、实事求是，认真核对，准确书写检测报告，做好登记；同时不断提高专业知识和操作技能，对技术精益求精。
3. 热情服务，团结协作　医学检验工作是体现医院医德医风的窗口之一。对患者要语言亲切，态度和蔼；与临床各科室之间密切配合，团结协作，相互尊重。
4. 爱惜设备，有效运转　检验人员要正确掌握各种仪器设备的性能和操作规程；爱护仪器设备，按规定进行维护、保养，使之处于良好的运转状态。

四、医学检验工作各阶段的伦理要求

1. 标本采集准备阶段的伦理
（1）告知义务：医务人员应有针对性的把有关注意事项告知患者及其家

属，取得患者及家属的同意与配合，对于风险性和创伤性较大的标本采集，要签订知情同意书。

（2）关注患者的饮食起居：医护人员应结合疾病诊疗需要，制订患者个性化的临床检验计划，指导患者标本采集前的饮食与起居。

（3）注重患者的心理调整：在标本采集前，应与患者进行适当的交流和沟通，向患者详细介绍相关知识，解除患者的思想负担。

（4）尽量减少标本采集给患者治疗带来的负面影响：标本的采集应具体结合患者临床诊疗需要和病情变化，在保证患者治疗效果的前提下，有目的、有计划地停用或替换可能干扰临床化验结果的药物。

2. 标本采集实施阶段的伦理

（1）充分尊重患者和他人：医院应尽量创造条件，既充分尊重患者的隐私权，同时也减少对他人的不良影响。

（2）严格执行标本采集操作程序，尽职尽责：医务人员标本采集工作要严谨慎重，根据标本测试要求周全考虑，准确无误，保证标本采集的有效性。

（3）最大程度减少患者痛苦：医务人员在采集有创伤性标本过程中，应充分考虑患者体质差异，保证标本获取的方便和标本的质量，同时要谨慎操作。

（4）坚持患者"安全第一"的原则：由于患者体质的个体差异，采集标本时要注意保护患者的安全，做好意外事件处理的准备工作。

（5）标本采集要遵循有效性和必要性原则：根据检验目的、注意事项，采集标本的有效部分，并尽可能用患者最小的代价取得最大效果。

3. 检验标本送检过程中的伦理

（1）标本送检时要仔细、规范：标本容器标签上应填写患者姓名、性别、年龄、科别、床号、标本类型；收集标本时间、实验室接受时间、申请检查的项目等，严防标本及其检查内容的混淆。标本送检过程中还要避免造成血液标本的溶血或尿标本中有形成分的破坏。

（2）认真负责，及时送检：标本采集后要按照送检要求分类处理，及时送检。

（3）严格标本交接制度：检验部门要对送检标本逐个进行认真登记和分类；对不合格的标本应当重新采集，核对申请单上姓名、科别、床号等，如发现与标本标签不符的，或者检验内容填写不明的，一定要认真查找与再次核对，要求医师重新填写。

（4）对检验标本采集中出现差错的处理：一旦出现差错，要以对患者负责任的态度查找差错出现的原因，真诚地向患者进行解释，争取患者的谅解，并积极采取补救措施。

【模拟试题测试，提升应试能力】

一、名词解释
医技与患者的关系

二、填空题
1. 医学检验的特点有 _____、_____、_____。
2. _____ 和 _____ 是药剂人员必须具备的最基本的医德。

三、选择题

A_1 型题

1. 医技工作的特点不包括（　　）
   A. 科室的专业性
   B. 服务的广泛性
   C. 与临床科室的协同性
   D. 设备的使用与管理的一体性
   E. 自身防护与社会防护的独立性

2. 医技与患者的关系内涵是指（　　）
   A. 口腔专业人员与患者的关系
   B. 单纯医技人员与患者的关系
   C. 所有医务人员与患者及其家属的关系
   D. 影像及检验等医疗专业人员与患者的关系
   E. 所有参与医技工作的医院相关职工与患者及其社会联系之间的关系

3. 以下关于医技人员与患者关系特征正确的描述是（　　）
   A. 医技人员应当平等的对待所有的患者
   B. 医技人员与患者的关系中，患者处于主导地位
   C. 医技人员有了解患者所有隐私的权利

D. 医技人员工作的最终目的与临床诊疗是不一致的

E. 医技人员在工作中对患者不能有任何感情的流露

4. 以下符合医学影像技术伦理的是（　　）

A. 放射检验导致患者放射性损伤

B. 普遍应用 CT、MRI 为患者做检查

C. 运用影像技术进行胎儿性别鉴定

D. 医疗机构争相购买昂贵的大型医疗影像设备

E. 从影像结果中寻求对疾病诊断的同时，加强与患者的直接沟通

5. 药剂科人员的伦理要求不包含以下哪一点（　　）

A. 廉洁奉公，忠于职守

B. 执行各项规定和规程

C. 如处方有误，可以由药剂科人员更改处方

D. 态度和蔼，认真负责

E. 正确地向患者交代服药的方法和剂量

6. 以下哪项符合检验科的道德要求（　　）

A. 要有严谨的科学作风　　B. 要有实事求是的态度

C. 不能涂改、谎报结果　　D. 要有急患者所急的态度

E. 以上都对

7. 以下属于标本采集准备阶段的伦理的是（　　）

A. 骨髓标本收集时要防范发生麻醉意外

B. 事先与患者进行适当的交流和沟通

C. 标本采集要严格执行消毒措施，防止发生血液交叉感染

D. 骨髓穿刺应最大程度减少对患者的物理创伤

E. 涉及患者隐私的标本采集要在适宜的采集场所进行

8. 以下属于检验标本送检过程中的伦理的是（　　）

A. 骨髓标本收集时要防范发生麻醉意外

B. 骨髓穿刺应最大程度减少对患者的物理创伤

C. 涉及患者隐私的标本采集要在适宜的采集场所进行

D. 对检验标本逐个进行认真登记和分类

E. 标本采集要严格执行消毒措施，防止发生血液交叉感染

9. 有关临床检验标本采集中出现差错的处理，描述正确的是（　　）

A. 直接交由医院行政部门交涉处理

B. 真诚地向患者进行解释以争取患者的谅解

C. 和患者进行激辩以弄清事实真相

D. 由检验部门主管负责出面解释

E. 将所有责任全部推到患者身上

A_2 型题

10. 患者董某，女性，35 岁，因头痛数月，当上呼吸道感染和月经来潮时更加明显。带着彻底检查的目的来院，医生给患者开出"脑电图"检查单和请耳鼻喉科会诊单，患者要求做 CT 检查，被医生拒绝，引起患者的不满。此案例中，符合医学道德的行为应该是（　　）

A. 满足患者要求，做 CT 检查

B. 进行必要体格检查，然后再考虑 CT 检查

C. 先服药治疗、观察一阶段后再作进一步决定

D. 脑电图检查后再决定是否做 CT 检查

E. 转耳鼻喉科检查

四、简答题

1. 医技工作的伦理要求有哪些？
2. 医学影像技术的伦理要求有哪些？

五、案例分析

某医院检验科在进行宫颈活检组织标本检查时，由于两位检验师边工作边聊天，把两位患者的标本搞混了，导致两位患者的检查报告互换。一位患者的检查报告结果被错写成了"宫颈癌（晚期）"。该女士拿到报告以后情绪抑郁、工作失误，甚至产生了自杀的念头。后经多家医院检测并无宫颈癌，该女士遂将该院告上法庭。

请回答以下问题：

1. 该医学检验人员的行为对疾病的诊断和治疗造成了什么危害？
2. 医学检验人员应该遵守什么样的伦理要求？

（赵丽丽）

第十章

医学科研伦理

【学习内容提炼，涵盖重点考点】

第一节 医学科研伦理概述

一、医学科研的概念

医学科研，全称生物医学科学研究，是指以人的生命现象作为研究客体，运用科学的手段和方式，经过调查、验证、讨论及思维，然后进行推论、分析和综合，认识和揭示人体生命的本质、结构、功能及其发生、发展客观规律的探索性实践活动。

二、医学科研的特点

1. 研究对象的特殊性　医学科研的对象是以活生生的个体方式存在的人，是与社会紧密联系的具有生理、心理属性的个体。
2. 研究过程的复杂性　每个个体的生命过程及其健康与疾病情况都是极其复杂的，会受到许多不确定因素的影响。
3. 研究成果的两重性　任何一项医学科研成果，对人类都具有正反两个方面的意义，或造福人类或危害人类。

三、医学科研中的基本伦理原则

1. 坚持动机纯正，造福人类的原则　以探索健康的本质及疾病发生、发展与相互转化的规律，寻找保障人类健康、战胜疾病的有效方法和途径为动机。

2. 坚持尊重科学，实事求是的原则　医学科研人员要以严肃的科学态度，严谨的科学作风，严格的科学要求，严密的科学方法，探索、研究、追求医学科学的本来面目。在科研选题、研究过程、结果分析上都要尊重客观事实。

3. 坚持团结协作，尊重他人的原则　团结协作的前提是尊重他人，包括尊重前人及其科学劳动，尊重当代的同行及其科学劳动。

4. 坚持不断创新，献身医学的原则　献身医学要求医学科研人员全身心投入医学科研事业，潜心研究，孜孜不倦；善于学习，敢于质疑，勇于创新。

第二节　人体实验的伦理问题

一、人体实验的含义及分类

人体实验是以人作为受试对象，科研人员用人为的实验手段，有效地对受试者进行观察和研究，以判断假说真理性的行为过程。

从医学角度，人体实验可分为人体医疗性实验和非医疗性实验两种。

二、人体实验的伦理原则

由于人体实验中存在着一系列的道德问题，1946年纽伦堡国际军事法庭制定了《纽伦堡法典》。这是关于人体实验的第一个国际性伦理文件。1964年在十八届世界医学大会上，又通过了包括人体试验在内的第二个国际性伦理文件《赫尔辛基宣言》，并且自1975年来进行多次修改。

1. 推动医学发展，维护人类的健康　人体实验的目的是为了研究人体的生理机制和疾病发生发展机制，进而改进和提高疾病的防治水平，以促进医学的发展和维护、增进人类的健康。

2. 尊重受试者的知情同意权　人体实验必须要得到受试者的同意，在实验前应告之实验的目的、方法、预期效益、研究者的身份、潜在的危险和偶然事故的可能性等，要让受试者了解他有随意退出实验的自由。

3. 维护受试者的利益　①在人体实验中要维护受试者的利益，人体实验的危险性不能超过实验带来的利益，须做到以动物实验为基础，确认进行实验的新技术、新药物对动物无毒无害时，才能在人体上进行实验；②人体实验必须在有关专家的参与或指导下进行；③实验开始前，对本实验有可能出现的各种情况都要充分估计，事先准备好可靠的应急或补救措施；④一旦出现严重危害受试者身心的状况，必须立即终止实验。

4. 遵循科学的原则　采用实验对照和双盲等方法，结论必须经过严密的思考和推理，以确保实验结果的科学性，经得起重复验证。

5. 对受试者隐私保密原则　医护人员应维护人体试验受试者的隐私，为受试者的个人信息保密及尊重受试者匿名的权利。

三、人体实验现实伦理问题

1. 受试者的公平选择　选择受试者时，实行公平准则，即公平分配负担和收益。选择弱势群体时，既要首先保证不伤害他们，又要考虑给他们提供一个享有因参加人体试验可能得到益处的机会。

2. 知情同意的特殊保障　全面维护受试者的知情权。

3. 伦理委员会的审查机制　伦理委员会及其审查是人体实验伦理得以运行并发挥作用的重要载体和机制。

第三节　器官移植的伦理问题

一、器官移植的概念

器官移植是摘除供体健康的器官移植到受体体内，取代受体丧失功能的相应器官。临床上习惯称提供器官的人为器官供体，接受器官的人为器官受体。

二、器官移植的伦理问题

1. 活体器官捐献伦理问题　①活体器官捐献以对供体不造成实质性伤害为首要原则；②供体必须是真正自愿和知情同意的；③供体必须是有行为能力的成年人；④必须符合合理的风险/受益评估；⑤禁止活体器官买卖；⑥将活体器官捐献限于亲属和有帮扶关系的人之间是可行的选择，可以在一定程度上避免活体器官买卖。

2. 尸体器官捐献的伦理问题　主要存在的问题是大多数人的思想观念和文化习惯不愿意捐献器官。获取的途径有两种：①自愿捐献，即死者生前同意自愿捐献；②推定同意捐献，是法律授权医师在患者已死亡后从其尸体上采集所需要的器官。

3. 流产胎儿组织移植的伦理问题　移植后排斥反应小，手术成功率高，但是胎儿器官、组织和细胞的产业化是否符合道德。

4. 器官商业化的伦理问题　大多数国家都明文禁止一切形式的器官买卖。

5. 器官分配的伦理问题　除支付能力外，大多数国家的移植中心依照医学标准、个人应付能力、社会价值的先后次序来进行分配。

6. 异种移植的伦理问题　风险收益评估问题、人与动物关系的问题、人的同一性和完整性问题、群己关系的问题。

三、我国器官移植的伦理准则

器官移植应遵循生命伦理的最基本原则：不伤害、有利、尊重、公正。这几项原则体现了人类的尊严和人类本身的社会价值。

1. 安全有效原则　要认真权衡对捐献者和接受者的利弊得失，务必保证捐献者不至于引起致命的伤害，同时又能救助患者的生命。

2. 知情同意准则　供体必须是自愿捐献的，不受任何威胁利诱的外在强迫性压力。

3. 保密准则　医务人员对器官捐赠者、接受者和申请人体器官移植的患者的个人信息和病情资料均要保密。

4. 公正原则　在可供移植器官少而需求多的情况下，器官分配要保证公正、透明，应制订相应的医学和社会标准来分配器官，并建立伦理委员会来作出分配的决定。

5. 互助准则　对器官功能衰竭、不移植他人器官无法存活的患者，其他人应该提供帮助。社会应考虑建立有效机制，鼓励器官捐献，使社会成员可以彼此互助。

6. 非商业化准则　基于对人类生命尊严的尊重及器官商业化可能的消极后果，禁止将人类的器官和组织作为商品买卖，尤其是活体器官和组织。

第四节　基因诊断和基因治疗的伦理问题

基因诊断和基因治疗是人类基因组计划运用于临床医疗实践的一部分，其独特的疗效越来越受到世人的关注，而由此产生的伦理问题也需要人们认真思考和对待。

一、基因研究的概述

（一）基因研究的相关概念

基因是决定生物体的所有生命现象的最基本的因子，它是生物细胞中具有遗传效应的脱氧核糖核酸（DNA）分子序列的总称。

基因组是一个生物机体的全部遗传基因，它包括人体细胞内23对染色体中的31.6亿个碱基对。

人类基因组计划通过研究人类基因在染色体上的位置及其功能，确定人类基因组所携带的全部遗传信息及功能，认识生命的起源，探秘引起个体生命特征差异的起因，了解疾病产生的机制等生命现象。

（二）人类基因组计划的价值

1. 人类基因组计划将引导21世纪的医学革命　发现人类全部基因顺序

将有助于人类认识疾病发生机制，为基因诊断和治疗提供全新的理论依据。

2. 人类基因组图谱对人类进化历史的研究具有重要意义　人类可以通过比较基因组图谱研究古代人类DNA，从而揭示生命进化的奥秘。

3. 人类基因组计划将带动生物工业和制药等高新技术产业的发展　许多与基因有关的产业应运而生，特别是基因工程药物类的产业将促进世界经济的繁荣。

二、基因诊断和治疗

（一）概念

1. 基因诊断　指以探测患者基因的类型、基因缺陷、基因功能为目的，从而达到诊断疾病的一种临床诊断方法。基因诊断具有针对性强、准确性高、适应性广的特点。

2. 基因治疗　指通过基因转移技术将外源性正常基因导入患者病变部位的目标细胞，使之发挥正常生物效应，以达到治疗疾病、增强人体某些特性的治疗方法，又称"分子外科手术"。基因治疗分为体细胞基因治疗、生殖细胞基因治疗、体细胞基因增强、生殖细胞基因增强四类。

（二）基因诊断和治疗的伦理问题

1. 基因诊断涉及胎儿的生命权和父母的选择权问题　如果使用基因诊断发现胎儿在母体内已有疾病，父母选择流产还是保留？生命质量观与父母的选择权发生冲突如何取舍？

2. 基因诊断涉及基因歧视问题　基因诊断可以检测出人体基因是否正常，如果基因缺陷被泄露，就可能在学习、就业、投保、婚姻等方面受到歧视。

3. 基因治疗影响了人类遗传物质的纯洁性　基因治疗涉及人体内的遗传物质，对原有遗传物质发生了根本改变，有人认为这是对遗传物质纯洁性的亵渎。试图纠正生殖细胞缺陷或通过遗传工程手段来改变正常人的遗传特征，则是引起巨大争议的领域。

4. 基因治疗可能导致医疗费用猛增　目前基因治疗的费用十分昂贵，大多数人无法承受高额的医疗费用，这与救死扶伤的人道主义原则发生了冲突。

(三) 基因诊断和基因治疗的伦理原则

1. 尊重患者原则　医护人员不得歧视有基因缺陷的患者；对产前基因诊断有缺陷的胎儿保留与否应尊重胎儿父母意见。

2. 知情同意原则　在实施基因诊断和基因治疗前，医护人员应向患者作出相应的解释，在患者同意的情况下方可实施基因诊断和治疗方案。

3. 不伤害原则　在基因治疗中，如果技术操作不当可能会对患者造成一定程度的伤害，要求医护人员确保治疗方案的科学性和安全性。

4. 保密原则　应对患者的基因信息保守秘密，否则基因缺陷者可能受到社会歧视。

第五节　人类胚胎干细胞的研究和运用的伦理问题

干细胞治疗是一种富有前景的治疗疾病和损伤的新方法，在医学领域应用广泛，其目的是修复体内受损的细胞，达到机体功能重建的目的。

一、人类胚胎干细胞

人类胚胎干细胞存在于人的早期胚胎中，最大特点是具有发育的全能性，能分化出人体全身200多种细胞类型，构建机体的所有组织和器官。

二、人类胚胎干细胞研究和应用的伦理问题

1. 人类胚胎干细胞的来源问题　是争论的主要问题。其来源有四种：①临床人工授精后剩余的胚胎，它主要涉及人类对胚胎应具有多大程度尊重的问题；②自愿捐献的精子和卵子在实验室产生的胚胎，它涉及此种胚胎如何体现人类的尊严等问题；③克隆的胚胎，人们担心克隆胚胎是向"生殖克隆"迈出了实质性的一步，克隆胚胎一旦合法化，那么"生殖克隆"是否合法化？④流产的胎儿，它涉及母体的知情同意问题。

2. 人类胚胎干细胞的道德和法律地位问题 反对人类胚胎研究者认为：人的生命始于受精，损坏人类胚胎就是扼杀人的生命，是侵犯人权。赞同人类胚胎研究者认为：人类胚胎的研究是医学发展的需要，它有助于解除目前尚属不治之症患者的痛苦，是对他们生命价值的最高尊重。

3. 治疗性克隆与生殖性克隆的伦理问题 治疗性克隆是把克隆出来的组织或者器官用于治疗疾病；生殖性克隆是克隆人，国际社会禁止克隆人。

三、人类胚胎干细胞研究和运用的伦理原则

1. 坚持安全有效原则 它是以挽救患者的生命为目的，但尚处于研究和试验阶段，在进入临床试验前要确保对人体的安全、不伤害，应对患者的治疗有益。

2. 坚持尊重原则 人类胚胎干细胞研究必须体现对人类的尊重，要求参与研究的人员执行知情同意和保密规范的原则。禁止生殖性克隆人的研究。要尊重人类的胚胎。

3. 坚持公正原则 提倡捐赠人类胚胎干细胞的组织和细胞，禁止买卖胚胎。当研究产生经济效益后，应当给予受试者、捐赠者以适当形式的利益。

【模拟试题测试，提升应试能力】

一、名词解释
1. 人体试验　　2. 基因诊断

二、填空题
1. 器官移植应遵循生命伦理的最基本原则：_____、有利、_____、公正。

2. 1964 年世界医学会通过的《赫尔辛基宣言》是关于_____的国际性道德规范。

三、选择题
A$_1$ 型题

1. 人体实验的道德原则中维护受试者利益指（　　　）

A. 人体实验的危险应该是很小的

B. 人体实验的危险不能超过实验带来的利益

C. 人体实验应该是没有风险的

D. 人体实验应该以不损害人们的健康为前提

E. 人体实验应该预测到所有的风险和预期的价值

2. 人体实验的伦理原则不包括（   ）

A. 有利于医学和社会发展　　B. 维护受试者利益

C. 必须实事求是　　　　　　D. 严谨的科学态度

E. 受试者知情同意

3. 1946年诞生的人体实验的医学伦理文件是（   ）

A.《赫尔辛基宣言》　　　　B.《悉尼宣言》

C.《日内瓦协议法》　　　　D.《阿拉木图宣言》

E.《纽伦堡法典》

4. 在人体实验中下列做法合乎伦理的是（   ）

A. 受试者有权获知有关实验目的、性质、方法、预期好处、潜在危险等的详细信息

B. 受试者有权知道自己是试验组还是对照组

C. 试验者必须引导患者及其家属知情同意

D. 受试者只要参加实验，就不得退出

E. 以无行为能力的人作为受试者，不需要贯彻知情同意原则

5. 我国器官移植临床数量的排名在世界上仅次于美国。随着器官移植技术的发展引发了激烈的伦理争论。我国在器官移植供体方面的伦理问题有（   ）

A. 活体供者、尸体供者　　　B. 胎儿供体

C. 人工器官　　　　　　　　D. 异种器官

E. 以上都是

6. 器官移植中，确定受者的首要原则是（   ）

A. 供者的意愿　　　　　　　B. 年龄标准

C. 社会标准　　　　　　　　D. 医学标准

E. 支付能力

7. 关于活体器官采集，不正确的是（   ）

A. 捐献者应是出于利他动机，不是为了图利

B. 即使体检合格并确定手术时间，捐献者也可撤回捐献意愿

C. 捐赠者应签署知情同意书

D. 未成年人也可作为活体捐献者，可向他人捐献器官以体现其人道意愿

E. 捐献者应在无压力情况下表明自己的捐献意愿

8. 基因诊断和基因治疗中争论最激烈的伦理难题是（　　）

A. 胎儿的生命质量和父母选择权的矛盾

B. 人类遗传物质的纯洁性、神圣性是否受到了亵渎

C. 对个人和人类社会是否安全

D. 是否会造成医疗费用的猛增

E. 生殖细胞的基因治疗是否可行

9. 不属于基因诊断、治疗的伦理学原则的是（　　）

A. 尊重患者的原则　　　　B. 知情同意的原则

C. 安全有效的原则　　　　D. 保守秘密的原则

E. 有益于患者的原则

10. 人类胚胎干细胞的研究和应用不合乎医学伦理的（　　）

A. 胚胎是人类的生物学生命，没必要对之尊重

B. 人类胚胎干细胞的研究和应用必须考虑安全性

C. 人类胚胎干细胞的研究和应用必须考虑有效性

D. 人类胚胎干细胞的研究和应用必须防止商品化

E. 人类胚胎干细胞的研究和应用必须遵循知情同意原则

A_2 型题

11. 患者王某，男性，7岁，患急性淋巴性白血病，接受治疗3个月，病情没有改善。医生建议使用一种价格较贵的新药，并征求其父母的意见。其父母经过考虑，表示同意。因为从未使用过这种药物，也不知道这种药物的效果如何，所以医生决定谨慎使用，严格监控。结果表明，使用这种药物后的效果不明显。从医学伦理的角度分析，正确的是（　　）

A. 医生使用新药，应该征得王某本人的同意

B. 该项治疗属试验性治疗

C. 效果不明显，与医师使用药物过于谨慎有关

D. 因为使用药物后的效果不明显，所以医师的行为不道德

E. 医生使用新药应该征得主管领导的批准

12. 某药厂刚刚开发出一种新的、用于白血病患者升高白细胞的药物。动物实验表明此种药物对于升高患者白细胞有较好的效果，且代谢过程安全。药厂在获得允许后委托某医院血液病科主任田某负责该药物的临床实验。田某曾参与该药的开发，认为这种药物是足够安全的，因此未告知患者该药尚处于临床试验阶段。患者在服用该药一周后，白细胞不但没有升高，反而出现了血小板降低的情况。田某不想中途停止试验，不顾其他医生的建议，仍坚持让患者服用该药。最后在院长的干预下，才不得不停止，所幸未造成更为严重的后果。从医学伦理的角度分析，不合理的是（　　）

A. 尽管该药厂开发药物的目的是用于治疗白血病的，但这个实验是不道德的

B. 既然动物实验表明该药物效果较好，代谢过程安全。因此，进入临床实验阶段合乎医学伦理

C. 医生没有告诉患者该药还处于临床实验阶段，违背了知情同意原则

D. 患者在服用该药一周后，出现白细胞未升高而血小板降低的情况，应立即停止实验

E. 由于未造成更为严重的后果，所以实验是道德的

13. 一位医生在为其患者进行角膜移植手术的前一夜，发现备用的眼球已经失效，于是到太平间看是否有尸体能供角膜移植之用，恰巧有一尸体。考虑到征求死者家属意见很可能会遭到拒绝，而且时间也紧迫，于是便取出了死者的一侧眼球，然后用义眼代替，尸体火化前，死者家属发现此事，便把医生告上法庭。经调查，医生完全是为了患者的利益，并没有任何与治疗无关的动机，对此案例的分析，哪个是最恰当的（　　）

A. 此案例说明我国器官来源的缺乏

B. 此案例说明我国在器官捐赠上观念陈旧

C. 此案例说明医生为了患者的利益而摘取眼球在伦理学上是可以理解的

D. 此案例说明首先征得家属的知情同意是一个最基本的伦理原则

E. 此案例说明医院对尸体的管理有问题

14. 青年参考转载美国《时代》周刊报道的2008年十大医学突破，其中基因图谱实现大众化，现在你只要花399美元，并提供少量唾液，就可以

为自己绘一张基因图谱。科学家通过提取你的DNA，然后复制并找寻已知的遗传变异。关于基因信息的认识正确的是（　　）

  A. 向公开姓名一样每个人都应公开自己的基因信息

  B. 用人单位可以查验应聘者的基因信息

  C. 保险公司可以查验投保者的基因信息

  D. 基因信息不属于个人隐私，可以公开

  E. 基因信息属于个人隐私，应该得到社会的尊重与保护

四、简答题

1. 医学科研中的基本伦理原则包括哪些？
2. 我国器官移植的伦理准则包括哪些？

五、案例分析

1. 据媒体报道，一家医学科研机构为进行人体干细胞研究，需要大量的流产胎儿，于是发布广告，此机构可以免费为妇女实施人工流产，于是许多人特意到此实施手术。请对以下问题进行伦理分析：

（1）医学研究工作这样做对不对？

（2）你认为怎样做更好？

2. 张某，女性，40岁，尿毒症晚期；刘某，男性，16岁，尿毒症晚期。他们同时为某家医院某科的住院患者，都在等待着难得的救命肾源。当张某家属听说医院刚好得到一肾源时，找到医生赠送1万元红包。医生拒收。后来刘某家属听说张某家属送红包之事，找到医院领导，坚决要求给其患者进行肾移植，否则就是因为医生收了张某家的红包。请对以下问题进行伦理分析：

（1）如果你是医生会怎么办？

（2）你怎样理解在器官移植分配时医生的责任？

（赵丽丽）

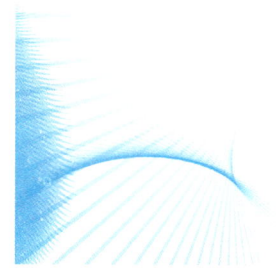

参考答案

第一章

一、名词解释

1. 道德：是人们在社会生活实践中形成并由经济基础决定，以善恶作为评价标准，依靠社会舆论、内心信念和传统习俗来调节人与人、人与社会、人与自然之间关系的原则规范、心理意识和行为活动的总和。

2. 伦理学：是研究道德起源、本质、作用及其发展规律的学科，即是人类道德观念的系统化与理论化。

3. 医护伦理学：是研究医护道德的科学，是医学伦理学和护理伦理学的统称。

二、填空题

1. 道德意识　道德活动　道德规范
2. 维护作用　协调作用　约束作用　促进作用

三、选择题

1. A　　2. E　　3. A　　4. D　　5. C

四、简答题

1. 伦理学的基本问题是什么？为什么？

道德和利益的关系问题是伦理学的基本问题。原因如下：①道德是从利益关系中引申出来的；②社会整体利益决定道德原则的适用；③对待利益的态度是检验道德水准的试金石。

2. 医护伦理学的研究对象和内容是什么？

医护伦理学是以医学、护理领域中的道德现象和道德关系作为自己的研究对象的理论学科。

当代医护伦理学研究的内容大致包括四个方面：医护道德的基本理论；医护道德的规范体系；医护道德基本实践；医护道德的难题。

3. 学习医护伦理学的意义是什么？

（1）有利于加强医护人员的责任心，构建和谐医患关系。

（2）有利于创造良好的社会风气，构建和谐社会。

（3）有利于医护人才的成长。

五、案例分析题

首先肯定这位教师的奉献精神是令人敬佩的，但是该行为是不能支持的，原因：

1. 我国法律明确规定，人体器官不能商业化。

2. 为改善办学条件而让一个人失明是不人道的。

3. 医生的职责是救死扶伤、减轻病痛，不能为了其他目的而给患者增加痛苦。

4. 单靠个别人的力量不能根本解决当地办学条件困难的问题。

第二章

一、名词解释

1. 人道论：即人道主义，是有关人的本质、使命、地位、价值和个性发展的思潮及理论。

2. 公益论：就是一种强调以社会公众利益为原则，把社会公益与个人利益相统一的伦理观。

3. 功利论：又称功利主义或效果论，是一种以人们行为的功利效果作为道德价值的基础或基本的评价标准，强调行为实际效果价值的普遍性和最大现实的伦理学说。

二、填空题

1.《医业伦理学》

2. 生命神圣论　生命质量论　生命价值论

3. 托马斯·帕茨瓦尔

4. "最大多数人的最大幸福"

三、选择题

1. A　2. A　3. B　4. B　5. A　6. D

四、简答题

1. 如何衡量生命的质量与价值?

从医学伦理学的角度出发,不能单纯考虑人生命的价值对他人、对社会贡献的大小,或者是单纯考虑人生命质量的高低;而是从生命的神圣、质量和价值的辩证统一中去看待生命,既要保障生命的价值,也要保障生命的质量,共同去维护生命的神圣和尊严。

2. 我国医德有哪些优良传统?

(1) 仁爱救人,救死扶伤;
(2) 医术精湛,刻苦钻研;
(3) 医风严谨,高度负责;
(4) 淡泊名利,廉洁行医;
(5) 不分贵贱,一视同仁;
(6) 尊师重道,团结协作。

3. 社会主义医学人道主义的主要观点是什么?

社会主义医学人道主义是医学人道主义的较高形态,体现了在社会主义制度下对人的生命价值的尊重。它始终把为人类谋幸福、实现人类的健康作为自己的出发点,将热爱患者,同情患者,尊重患者生命、人格和平等的医疗权作为其核心内容。

五、案例分析题

1. 患者在清醒时立下的字据具有法律意义,应该受到尊重。但是家属希望尽量延长患者的生命也是可以理解的。

2. 考虑到生命质量的问题及卫生资源缺乏的问题,既然患者已经到了癌症的晚期,即使使用高新技术抢救、治疗,对于目前的医疗水平来说也只能延长患者的痛苦,不进行抢救和治疗,对患者、社会都是有益的,这也是对患者自主权的尊重。医生应向家属解释清楚,必要时出示患者立下的字据。

第三章

一、名词解释

1. 权利:是公民依法享有的权力和利益。

2. 义务:是指个人对社会、集体、他人应履行的责任。

3. 情感:是人们内心世界的自然流露,是人们对客观事物和周围人群喜怒哀乐的外在表现，也是人们对客观事物所持态度而产生的内心体验。

4. 良心：是人们在履行对他人、对社会的义务过程中，对自己行为应负的道德责任的一种主观认识和评价能力。

5. 审慎：是周密谨慎的意思。

二、填空题

1. 不伤害原则　尊重原则　公正原则　有利原则
2. 平等对待患者　合理分配医疗资源
3. 知情同意　自主选择

三、选择题

1. A　2. C　3. D　4. D　5. C　6. B　7. C　8. D　9. C　10. D
11. C　12. C　13. E

四、简答题

1. 医学道德基本原则的内容和要求是什么？

社会主义医学道德基本原则是我国社会主义道德基本原则的具体体现，以为人民服务和集体主义为基础，将广大人民的最大利益作为出发点和归宿点。其内容是：①防病治病，救死扶伤；②实行社会主义的医学人道主义；③全心全意为人民身心健康服务。

2. 医学道德的基本范畴有哪些？

（1）权利与义务。

（2）情感与良心。

（3）审慎与保密。

（4）荣誉和幸福。

3. 医德情感分为哪几类？

（1）同情感，它包含着对患者的真挚友爱，对不幸患者的怜悯。

（2）责任感，这是同情感升华的必然结果，医护人员把恢复患者的健康，挽救患者的生命看做是自己崇高的职责。

（3）事业感，这是责任感的升华，是医护人员最高层次的道德情感。医护人员自觉将个人的医疗、护理工作与发展医疗、护理科学事业及人类进步的伟大事业联系起来。

4. 道德良心对医护人员有什么作用？

（1）在医疗及护理行为之前，良心起着自我选择作用。

（2）在医疗及护理行为之中，良心起着自我监督作用。

（3）在医疗及护理行为之后，良心起着自我评价作用。

五、案例分析题

1. 医生未能遵守各级医生的职责、岗位责任制，反映出医德医风建设存在较为严重而突出的问题：医生没有慎独精神，因为双休，感觉监督的力度减弱而未坚守工作岗位，医生A电话告诉医生B会迟到病房且请医生C照顾一下，以及医生B在医生A未来接班的情况下离开病房都是违反纪律的；对患者不负责任，抢救室一刻都不能离开医护人员，护士更不能在没有医嘱的情况下擅自治疗。

2. 患者赵某死亡的原因一方面是病情严重，另一方面是与医生抢救不及时、工作不负责、护士擅自治疗有关。因此医护人员负有法律和道德的责任。

第四章

一、名词解释

1. 医德评价：是人们自觉、不自觉地根据一定的医德观点、标准和原则，对医护人员或医疗卫生部门的行为和活动所作的一种道德评判。

2. 医德教育：是为了使医护人员自觉地履行道德义务，依据一定的道德原则和规范，运用各种教育方式和方法对医护人员有计划、有目的、有组织地进行医德基础理论和基本知识的教育。

3. 医德修养：是指医护人员在医德意识、医德情感和医德意志等方面的自我教育、自我陶冶和自我改造，以达到某种精神境界的过程。

4. 社会舆论：是人们依据一定的道德观念对医护行为发表的各种议论、意见和看法，是医德评价最重要、最普遍的方式。

5. 内心信念：是人们根据一定的道德原则、规范而形成的某种道德观念、道德理想的坚定信仰。

二、填空题

1. 社会舆论　传统习俗　内心信念

2. 医德修养

3. 正式舆论　非正式舆论

4. 长期性　渐进性

5. 医德情感　医德意志　医德信念

6. 动机与效果　目的与手段

三、选择题

1. C　2. A　3. C　4. A　5. A　6. D　7. D　8. C　9. C　10. D

四、简答题

1. 医德教育的意义是什么？

医德教育是为了使医护人员自觉地履行道德义务，依据一定的道德原则和规范，运用各种教育方式和方法对医护人员有计划、有目的、有组织地进行医德基础理论和基本知识的教育。

2. 医德修养的境界分为几个层次？

（1）自私自利的医德境界。

（2）先私后公的医德境界。

（3）先公后私的医德境界。

（4）大公无私的医德境界。

3. 医学道德修养的途径和方法有哪些？

（1）学习理论，明确目标：医德修养是以医护人员具备了一定的文化知识和理论基础为前提的。对医德的正确认识，以及医德意志的坚定来源于对医德理论的深刻理解。

（2）学思结合，学以致用：医德修养不仅要掌握一定的医德理论，还必须结合实践进行思考，学思结合。

（3）贵在自觉，坚定信念：医德修养过程中会受到外部物质条件和社会环境的影响，其效果如何关键在于医护人员的自觉性。

（4）持之以恒，追求"慎独"：医德修养是一个长期的、渐进的过程，必须持之以恒，不断加强自我锻炼和修养，才能真正培养出高尚医德品质。

4. 医学道德评价的基本标准是什么？

医德评价的标准是在医德评价中用来判断善恶的客观尺度。具体如下：

（1）有利标准：是否有利于患者疾病的缓解、治疗和康复；是否有利于医学、护理学的发展；是否有利于社会的可持续发展。

（2）自主标准：医护人员既要尊重患者的自主权及医患之间平等的人格权，患者也要尊重医护人员的职业自主权。

（3）公正标准：医护人员在医疗、护理实践中公道平等、合乎道理，一视同仁，公正、平等地对待每一位患者。

（4）互助标准：医疗实践中，各个科室部门密切配合、团结协作，医护工作者之间互相团结、互相支持，共同维护患者的健康利益，促进医学科学的发展。

五、案例分析题

1. 护士行为符合：①符合儿科护理的"观察细致，及时为医生提供病情变化信息"的道德要求，由于护士的细致观察和详细询问，患儿得以确诊，并配合医生抢救，最终患儿转危为安，是履行道德责任的表现；②符合护患关系中"热爱本职工作，精益求精"的道德要求，由于该护士热爱护理专业，工作积极努力，做到技术上精益求精，因此能善于观察、发现问题；③符合医护关系中"平等协作，密切配合"的道德要求，在完成护理工作中能与医生密切配合，对患者负责，体现了医护工作的整体性。

2. 医生行为符合：①符合医生医德的"把患者利益放在第一位"的道德要求，当护士告诉其对于患儿诊断的想法时，能够认真考虑护士对诊治工作的合理建议，纠正原来的诊断，使患儿得到正确的治疗，体现了把患者放在心上的医德；②符合医护关系中"互相尊重，彼此信任""密切配合，团结协作"及"互相制约，彼此监督"的道德要求，由于该医生信任护士对患儿病情的正确分析，得以纠正诊断，经医护配合抢救，患儿转危为安，最终维护了患儿的利益，防止了医疗差错事故的发生。

第五章

一、名词解释

1. 医患关系：是指医务人员与患者在医疗、卫生、保健、康复的医学实践中所建立起来的各种关系的总称。

2. 医疗过失纠纷：是指发生在医护人员与患者及家属之间，因医护人员诊疗护理工作过失而引起的不良后果所产生的争执，须经行政或法律的调节或裁定方可解决的医患纠纷。

3. 非医疗过失纠纷：是指医护人员与患者及其家属之间，除了由医护人员诊疗护理工作过失原因造成之外的其他民事权利争执而产生的医患纠纷。

二、填空题

1. 医患关系

2. 主动－被动型　指导－合作型　共同参与型

3. 主从型　指导 – 被指导型　并列 – 互补型

三、选择题

1. E　2. A　3. C　4. E　5. E　6. C　7. C　8. D　9. C　10. C
11. C　12. C　13. D　14. B　15. E　16. A　17. B

四、简答题

1. 简述患者的权利和义务。

（1）患者的权利：①平等医疗权；②疾病认知权；③知情同意权；④保护隐私权；⑤监督医护权；⑥自由选择权；⑦免除一定的社会责任权；⑧要求赔偿权。

（2）患者的义务：①保持和恢复健康的义务；②积极配合诊治的义务；③遵守医院规章制度的义务；④支持医学科研的义务。

2. 建立良好医患关系的道德要求有哪些？

（1）同情患者，互相理解。

（2）尊重患者，一视同仁。

（3）言语谨慎，保守秘密。

（4）钻研医术，精益求精。

（5）廉洁奉公，真诚负责。

3. 医际关系的基本道德要求有哪些？

（1）彼此尊重，相互学习。

（2）团结协作，密切配合。

（3）各司其职，信任监督。

4. 医护人员的社会责任有哪些？

（1）面向社会进行预防保健的责任。

（2）提高人口质量和生命质量的责任。

（3）发展医学科学的责任。

（4）主动承担社会现场急救的责任。

（5）参与和执行卫生法规、政策的责任。

5. 预防和处理医患纠纷的道德要求有哪些？

（1）医院要加强管理，完善各项规章制度。

（2）医院要加强医德医风教育，不断提高医术水平。

（3）尊重患者生命，遵守知情同意的行医行为。

（4）正视问题，妥善处理。

（5）依法保护医护人员的权益。

五、案例分析题

1. 患者陈某已经以女性为社会性别生活了18年，从生理上和精神上都习惯了女性性征，当确诊为"男性假两性畸形"，对其而言产生巨大的心理负担。几位医生实习生不了解陈某的心理，为满足好奇心，当着其他患者的面暴露其隐私，增加其痛苦。因此，几位医生实习生的行为是错误的，是不道德的，侵犯了患者的隐私权。实习医生只有从关心、同情患者的角度出发，坚持在为患者服务中学习，在与患者建立了信任的基础上和患者合作，才能很好地完成学习任务。

2. 即使"男性假两性畸形"患者的社会性别为女性，不管其选择何种性别，术前均应安置其单独一间病房，既能较好地保守患者的隐私，也不会为其他患者带来伤害，而术前将其与女患者安置在一起是不妥当的。两名女患者的抗议是可以理解的，医护人员应单独向这两名女患者道歉，请其谅解考虑不周及帮忙保守陈某的隐私。医院也应就此事吸取教训，避免类似事情的发生。

第六章

一、名词解释

1. 知情同意原则：是指医护人员要为患者配合诊治提供其做决定所需的足够信息，让患者在权衡利弊后，对医护人员所拟订的方案作出同意或否定的决定。

2. 手术指征：是指在当时情况下，手术是患者最理想、最现实、最有希望的治疗方法。

3. 协同一致原则：是指在诊疗过程中医护人员之间、专业相互之间和科室相互之间的有关临床各科室，必须通力协作、密切配合和团结一致，共同为患者的康复而努力。

4. 身心统一原则：是指医护人员在诊疗过程中把患者看作一个身心统一的整体。

二、填空题

1. 热爱本职，乐于奉献　极端负责，严谨求实　深入实际，防治结合　分工协作，服务社会

2. 坐堂行医 上门服务 综合性 整体性 人性化 以患者为中心 以人为中心 以健康为中心

3. 配合诊治的困难性 病房管理的复杂性 治疗效果的反复性

4. 不可避免的损伤性 较大的风险性 很强的协作性

5. 预防为主 防治结合

6. 中华人民共和国传染病防治法

7. 蚊虫 苍蝇 老鼠 蟑螂

8. 医疗技术行为 医护人员道德行为

三、选择题

1. A 2. B 3. C 4. B 5. D 6. E 7. B 8. C

四、简答题

1. 临床辅助诊疗中的医德原则有哪些？

（1）患者健康利益第一的原则。

（2）最优化原则。

（3）知情同意原则。

（4）身心统一原则。

（5）生命神圣、生命质量及生命价值统一原则。

（6）协同一致原则。

2. 简述急诊科诊疗中的医学道德。

（1）必须有急患者所急的紧迫感。

（2）必须有"死里求生"的责任感。

（3）必须有敢担风险、团结协作的使命感。

3. 简述初级卫生保健的内容与原则。

（1）初级卫生保健的内容：初级卫生保健是指为患者提供初诊和复诊机会的方式。主要内容有：改善食品的供应；保持基本的环境卫生；主要传染病的预防和免疫接种；妇幼保健和计划生育；地方病和流行病的预防和控制；常见病的妥善处理；基本药物的供应；培养形成个人保健能力。

（2）初级卫生保健原则：①社会公正原则；②政府政策导向原则；③人人健康原则。

五、案例分析

1.（1）责任在于李某丈夫及医院。①医院履行了知情同意原则，告知了李某丈夫手术是唯一的治疗办法，但是其在患者死亡前坚持拒绝手术，由于李某丈夫的错误决定导致患者的死亡，所以李某丈夫需要负一定的责任；②医护人员具有对特殊患者的干涉权，但是因为拘泥于"家属术前签署手术同意书"而未进行干涉，即未采取最佳的治疗方案导致患者死亡，违反了有利原则，因此医院也要负一部分责任。

（2）《医疗机构管理条例》第三十三条规定：医疗机构施行手术、特殊检查或者特殊治疗时，必须征得患者同意，并应当取得其家属或者关系人同意并签字；无法取得患者意见时，应当取得家属或者关系人同意并签字；无法取得患者意见又无家属或者关系人在场，或者遇到其他特殊情况时，经治医师应当提出医疗处置方案，在取得医疗机构负责人或者被授权负责人员的批准后实施。手术同意书有效地保障了患者的知情同意权，但同时也部分限制了医生治病救人的权利。在家属比医生拥有更多"手术决定权"的情况下，出现了医生对患者即使有明确诊断，也不敢贸然违背家属的意愿给患者做手术的现象。医务人员具有救死扶伤、消除病痛的义务，患者有接受医生治疗的义务。在此案例中，这些都没有明显地体现出来。这就显示了社会伦理道德的缺失，因此医院和李某丈夫都应受到伦理道德的谴责。

2. 医生有不妥之处。应当在切除前告知产妇家属当前情况（阑尾已发生病变，如不切除，以后可能发生的一切并发症状），征求家属是否同意在剖宫产手术操作过程中同时切除已病变的阑尾，并请家属在手术同意书上签字。如果家属不同意，在病历上写清楚已告知家属患者具体情况，但家属不同意切除病变的阑尾，同时让家属签字。

第七章

一、名词解释

1. **护理工作道德范畴**：是道德规范在护理活动中的具体运用，是护理工作道德现象的总结和概括。

2. **基础护理**：是护理工作中带共性的生活服务与技术服务，以及有关患者情况的各种护理资料的记录和收集。

3. **系统整体护理**：是以患者为中心、以护理程序为基础的临床护理模式。

4. **心理护理**：是指在护理过程中护士发现有碍于患者康复的心理问题，运用心理学的理论做指导，通过护士的语言、表情、态度、姿态和行为等，去影响或改变患者不正常的心理状态和行为，使之有利于疾病转归和康复的一种护理方法。

5. 社区卫生服务：是一项综合性卫生保健服务，主要面向城乡基层，实行初级卫生保健，其目的是使社区居民防治疾病，增进健康。

二、填空题

1. 尊重人的生命　尊重人的权利　尊重人的尊严
2. 荣誉感　同情感　责任感
3. 患者健康的恢复
4. 现代护理观　护理程序
5. 随机性大　时间性强　主动性强

三、选择题

1. A　2. D　3. D　4. B　5. D　6. C　7. B　8. D　9. C　10. A　11. C　12. C　13. B　14. D　15. D　16. B　17. B

四、简答题

1. 基础护理有哪些道德要求？

（1）提高认识，恪尽职守。

（2）热情服务，主动护理。

（3）工作严谨，防止差错。

（4）团结合作，协调一致。

2. 系统整体护理对护士有何道德要求？

（1）认真负责，主动服务。

（2）承担责任，团结协作。

（3）刻苦钻研，精益求精。

3. 社区和家庭护理的道德要求有哪些？

（1）社区护理的道德要求：①态度真诚，主动服务；②强调慎独，自觉奉献；③尊重患者，关爱患者；④良好的语言修养；⑤互尊互学，团结协作；⑥严守规章，遵守纪律；⑦增强对社区负责的道德责任感。

（2）家庭护理的道德要求：①热情服务，一视同仁；②不辞辛苦，定时服务；③尊重信仰，慎言守密；④密切协作，目标一致；⑤自律慎独，优质服务。

4. 临床护理内容有哪些？

（1）门诊护理、急诊护理。

（2）手术护理：普通手术护理、整形外科手术护理。

（3）特殊患者的护理：老年护理、女性护理、婴幼儿护理、精神病患者护理、传染病患者的护理。

五．案例分析题

1. 医院及医务人员违反的急诊道德要求

（1）急诊科是一刻都不能缺少医护人员的，值班医生不能因为私事而脱离工作岗位，因此违反了急患者之所急的职业道德。

（2）值班护士应该在接班时检查抢救设备（包括供氧设备）的完好性，并且如供氧这类重要的常用设备不应该仅配有一套，而不是等到抢救时才发现氧气阀门无法打开，因此违反了对患者负责的职业道德。

（3）值班医生脱离工作岗位，谈不上配合，因此违反了医护人员密切配合的协作精神。

2. 医务人员应树立的急诊道德思想

（1）争分夺秒，急患者之所急。

（2）认真负责，不轻易放弃生命。

（3）团结协作，共同救死扶伤。

第八章

一、名词解释

1. 克隆技术：是无性繁殖，即由单细胞或同一祖先细胞分裂、繁殖而形成的细胞群体或有机群体，这些群体中每一个细胞的基因都是相同的。

2. 临终关怀：是由社会团体向临终患者及其家属提供的生理、心理和社会的全面的支持和照护。

3. 生命伦理学：是伴随着生命科学研究和临床医学的迅速发展，在医学伦理学的基础上诞生的一门新的学科。

4. 安乐死：是对患有不治之症的患者在濒临死亡时，由于精神和身体的极度痛苦，在患者或家属的合理要求下经医生鉴定认可，用人为的医学方法使患者在无痛苦状态下死亡的全过程。

5. 优生学：是应用遗传学原理来改造人类遗传素质的科学，也可以说是研究防止出生缺陷，提高出生素质的科学。

6. 尸体料理：是对临终患者实施整体护理的最后步骤，也是临终关怀中的一项重要内容。

7. 死亡：是人体的器官、组织、细胞等整体衰亡，是人的生命的终结。

8. 绝育：是指对男性输精管或女性输卵管实施手术，阻止精子与卵子相结合，起到永久避孕的作用。

二、填空题

1. 荷兰议会上议院　荷兰
2. 20世纪80年代
3. 自然控制法　人工控制法
4. 高尔顿
5. 22~45　五
6. 体温过低　服用大量中枢抑制药物
7. 濒临死亡的垂死患者
8. 尸体清洁无味　肢体舒展　位置良好

三、选择题

1. B　2. C　3. A　4. C　5. D　6. D　7. D　8. A　9. D　10. B　11. C　12. A　13. C　14. D　15. B　16. D　17. C　18. B

四、简答题

1. 脑死亡的哈佛标准是什么？

1968年，美国哈佛大学医学院提出了哈佛标准：①对外部的刺激和内部的需要无接受性、无反应性，即不可逆的深度昏迷；②自主的肌肉运动和自主呼吸消失；③诱导反应消失；④脑电波消失（脑电图平直）。

2. 我国实施人类辅助生殖技术的伦理原则是什么？

（1）知情同意原则；

（2）维护供受双方和后代利益的原则；

（3）互盲和保密的原则；

（4）维护社会公益原则；

（5）严防商品化的原则。

3. 体外受精会出现的伦理问题有哪些？

（1）如果代孕母亲为获利，子宫将成为商品，可以自由租用，这与人格尊严相背离。

（2）如果代孕母亲怀孕期间终止妊娠怎么办？如果成功分娩后要求抚养

孩子又怎么处理?

（3）如果出现母亲为女儿代孕、姐姐替妹妹代孕的情况，孩子出生后会导致人伦关系混乱，可能引发法律与道德问题。

4. 尸体料理伦理规范是什么?

（1）敬重死者，料理尽心。

（2）遗嘱遗物，妥善处理。

（3）劝慰解释，安抚家属。

（4）尊重他人，减少恶性刺激。

（5）保护环境，对社会负责。

五、案例分析

医生未满足患者的要求是道德的。因为绝育是用手术终止男性或女性的生育能力。绝育的目的在于保证人口质量、控制人口数量、治疗某些疾病。绝育术直接关系到受术者切身利益和身体健康，也关系到国家计划生育政策的严肃性。因此，保证受术者的安全是头等重要的事情。但对未成年人不得实施绝育术。实施绝育应得到本人和配偶的知情同意，按照程序自愿进行。

第九章

一、名词解释

医技与患者的关系是指所有参与医技工作的医院相关职工与患者及其社会联系之间的关系。

二、填空题

1. 标准化　智能化　危险性大
2. 保证药品质量　患者用药安全

三、选择题

1. E　2. E　3. A　4. E　5. C　6. E　7. B　8. D　9. B　10. B

四、简答题

1. 医技工作的伦理要求有哪些?

（1）做好本职工作，实现职业价值：每个医技工作者只有在做好本职工作的同时，努力提高专业技术和综合素质，加强职业道德修养，才能更好地实现医技工作的价值和自我价值。

（2）提高专业技能，优质服务：医技工作的质量和水平如何，直接影响着对疾病的诊断和治疗效果，直接反映了整个医院的医疗水平和质量。

（3）积极辅助，主动沟通：在对疾病的诊治和科研的过程中，充分发挥医技工作人员的专业特长，积极辅助，主动与医护人员沟通和交流，才能促进医疗质量的提高。

2. 医学影像技术的伦理要求有哪些？

（1）举止端庄，理解尊重患者：医学影像工作者要能理解尊重患者，对受检者进行心理安慰、耐心指导。指导患者时，语言要礼貌，动作要轻柔；检查异性患者时，要请第三者在场，态度严肃，举止庄重。

（2）严格执行医嘱，操作熟练准确：影像技术人员在进行操作时，一定要严格执行医嘱，准确无误进行操作；严格执行核对制度。

（3）落实防护措施，爱护设备：尽可能地减少放射线对人体的危害，防止污染环境，定期对环境进行放射性污染的检测。

（4）扩大知识面，主动配合：医学影像工作者必须扩大自己的知识面，尽量多地掌握现代医学知识；还要主动介绍检测项目或治疗手段的特性，指导临床医师的正确选择和使用。

（5）严谨求实，一丝不苟：医学影像技术工作者要尊重客观事实，严格遵守应该实行的操作规程和查对制度。不凭经验随意下结论；定期对仪器进行检查、维修和保养。

五、案例分析

1. 由于该检验人员没有认真遵守操作规程，没有执行"双核对"制度，导致标本混淆，违反了"认真遵守操作规程，谨慎操作"的伦理道德要求，这一行为导致临床诊断错误，进而导致错误的临床治疗，既耽误了患者的治疗，也给患者身心带来难以弥补的痛苦。

2. 医学检验工作的伦理要求是：

（1）认真遵守操作规程，谨慎操作：坚持执行"双核对"制度，保证检验工作质量。

（2）认真对待检验结果，精益求精：坚持原则、尊重科学、实事求是，认真核对，准确书写检测报告，做好登记。

（3）热情服务，团结协作：对患者要语言亲切，态度和蔼；与临床各科室之间密切配合，团结协作，相互尊重。

（4）爱惜设备，有效运转：检验人员要正确掌握各种仪器设备的性能和操作规程，爱护仪器设备；按规定进行维护、保养，使之处于良好的运转状态。

第十章

一、名词解释

1. 人体实验：是以人作为受试对象，科研人员用人为的实验手段，有效地对受试者进行观察和研究，以判断假说真理性的行为过程。

2. 基因诊断：是指以探测患者基因的类型、基因缺陷、基因功能为目的，从而达到诊断疾病的一种临床诊断方法。

二、填空题

1. 不伤害　尊重

2. 人体试验

三、选择题

1. B　2. C　3. E　4. A　5. E　6. D　7. D　8. E　9. C　10. A　11. B　12. E　13. D　14. E

四、简答题

1. 医学科研中的基本伦理原则包括哪些?

（1）坚持动机纯正，造福人类的原则：以探索健康的本质及疾病发生、发展与相互转化的规律，寻找保障人类健康、战胜疾病的有效方法和途径为动机。

（2）坚持尊重科学，实事求是的原则：医学科研人员要以严肃的科学态度，严谨的科学作风，严格的科学要求，严密的科学方法，探索、研究、追求医学科学的本来面目。在科研选题、研究过程、结果分析上都要尊重客观事实。

（3）坚持团结协作，尊重他人的原则：团结协作的前提是尊重他人，包括尊重前人及其科学劳动，尊重当代的同行及其科学劳动。

（4）坚持不断创新，献身医学的原则：献身医学要求医学科研人员全身心投入医学科研事业，潜心研究，孜孜不倦；善于学习，敢于质疑，勇于创新。

2. 我国器官移植的伦理准则包括哪些?

（1）安全有效原则：要认真权衡对捐献者和接受者的利弊得失，务必保证捐献者不至于引起致命的伤害，同时又能救助患者的生命。

（2）知情同意准则：供体必须是自愿捐献的，不受任何威胁利诱的外在强迫性压力。

（3）保密准则：医务人员对器官捐赠者、接受者和申请人体器官移植的患者的个人信息和病情资料均要保密。

（4）公正原则：在可供移植器官少而需求多的情况下，器官分配要保证公正、透明，应制订相应的医学和社会标准来分配器官，并建立伦理委员会来作出分配的决定。

（5）互助准则：对器官功能衰竭、不移植他人器官无法存活的患者，其他人应该提供帮助。社会应考虑建立有效机制，鼓励器官捐献，使社会成员可以彼此互助。

（6）非商业化准则：基于对人类生命尊严的尊重以及器官商业化可能的消极后果，禁止将人类的器官和组织作为商品买卖，尤其是活体器官和组织。

五、案例分析

1.（1）这样做不对，因为人体干细胞应防止商品化。

（2）研究机构应遵守干细胞研究的伦理道德规范，即遵守国家的伦理指导；尊重胚胎和捐献者；为他人和社会负责；防止商品化的原则。

2.（1）公正地解决器官分配的问题，按选择标准和程序进行。主要考虑生物学因素，如血缘的亲疏、能引起并发症可能性和患者全身抗体、供受体的各项医学指标的匹配等情况来进行综合评价。

（2）随着器官移植活动的发展，供体短缺的现象越来越严重，有限的器官供体与需要移植器官的患者之间存在着明显的供不应求现象。供体分配问题日渐敏感。在国家有关法律出台前，医务人员应承担起相应的道德责任。

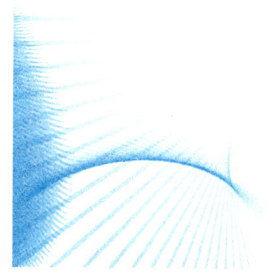

参 考 文 献

冯泽永. 2005. 医学伦理学. 北京：科学出版社

李怀珍，张树峰. 2012. 护理伦理学. 北京：人民军医出版社

秦敬民. 2014. 护理伦理与法律法规. 北京：人民卫生出版社

丘祥兴. 2013. 医学伦理学. 第4版. 北京：人民卫生出版社

孙爱荣. 2014. 护理伦理学. 上海：上海交通大学出版社

王玉升. 2014. 2014全国护士执业资格考试精选模拟5套卷. 北京：人民卫生出版社

颜景霞，王柳行. 2014. 医学伦理学实训及学习指导. 北京：人民卫生出版社

杨世民. 2012. 2012全国卫生专业技术资格考试指导：医学伦理学. 北京：人民卫生出版社

曾繁荣. 2008. 医学伦理学. 第2版. 北京：人民卫生出版社

周更苏. 2014. 护理伦理学. 北京：北京出版社